Eva Derndorfer | Markus Minoggio | Petra Rust

Iss Dich jung!

Eva Derndorfer | Markus Minoggio | Petra Rust

Iss Dich jung!

Schritt für Schritt zu
mehr Gesundheit

GOLDEGG
VERLAG

Foto Dr. Rust: © Keinrath.com
Bilder Kern: © drizzd, © Uwe Bumann – Fotolia.com

Der Verlag und seine Autoren sind für Reaktionen, Hinweise oder Meinungen dankbar. Bitte wenden Sie sich diesbezüglich an verlag@goldegg-verlag.at.

ISBN: 978-3-901880-05-6

Mommsengasse 4/2
A-1040 Wien
Telefon: +43 (0) 1 5054376-0
E-Mail: office@goldegg-verlag.com
http://www.goldegg-verlag.com

Lektorat: Goldegg Verlag GmbH
Satz und Herstellung: Goldegg Verlag GmbH
Druck: CPI Moravia Books GmbH, A-2100 Korneuburg

Vorwort

Was auch immer Ihr Ziel ist – geistige Leistungsfähigkeit, körperliche Fitness, jugendliches Aussehen – nachfolgendes „Rezept" soll Ihnen helfen, dies zu erreichen.

Nehmen Sie:

- Ihr Ziel
- einen realistischen Zeithorizont, in dem Sie Ihr Ziel erreichen wollen und auch können
- idealerweise Partner, Familie und Freunde, die Sie in Ihrem Vorhaben unterstützen
- gesundes, schmackhaftes Essen
- sportliche Ausrüstung
- und dieses Buch!

Zubereitung:

Lesen Sie als erstes dieses Buch! Es enthält viele Tipps, damit Sie ohne Umwege Ihr Ziel erreichen.

Überlegen Sie, wie Sie Ihrem Ziel in kleinen Schritten näher kommen können – 5 Schritte am Tag! Ernährung, Genuss und Bewegung sind dabei Ihr Vital-Trio.

Wahre Schönheit kommt von innen – wahre Fitness kommt von Ihnen!

Inhaltsübersicht

I. Reifen begreifen

Iss Dich jung – ist das überhaupt möglich? | Worum geht es in diesem Buch? | Von Genuss zu Fettpölsterchen und Ernährungsfehlern | Der Wunsch nach Schönheit und Jugendlichkeit

II. Altern und Sinne von 0 bis 100

Wellness schon im Mutterleib | Zwischen Craving, Gewohnheiten und Neophobie – auf dem Weg zu neuem Gesundheitsbewusstsein | Sinneswandel – wie verändert sich die Welt im Alter? | Leibesmitte – in Form von Apfel, Birne oder Quitte? | Wie messe ich mein Körperfett? | Wie finde ich zu meinem Ideal? | Reif & Schön – warum altern wir eigentlich? | Das Geheimnis der Schönheit und der leidige JoJo-Effekt | Diäten im Visier – was macht Sinn? | Anti-Ageing und Idealfigur – wie funktioniert das? | Wundermittel und Pillen – Top oder Flop?

III. Ernährungsabhängige Krankheiten

Gesund heut – jetzt für später sorgen! | Metabolisches Syndrom – das tödliche Quartett | Zwischen Übergewicht, Insulinresistenz, Fettstoffwechselstörungen und Bluthochdruck – wo lauern die Gefahren? | Volkskrankheit Osteoporose – jetzt vorbeugen! | Unser Lebensstil macht uns gesund – oder krank | Angstdiagnose Krebs – nützt gesunde Nahrung? | Wie manche Krankheiten unsere Sinneswelt verändern

IV. Ernährungsabhängige Gesundheit

Zwischen zu viel und zu wenig – wie essen Österreicher, Deutsche und Schweizer? | Guter Rat ist NICHT teuer – wie einfach gesundes Leben ist | Die Geheimnisse der dreidimensionalen Lebensmittelpyramide – ein geniales Lebenskonzept | Getränke, Gemüse, Obst, Fette, Gewürze und vieles andere – wichtige Nahrungsbausteine | Seelentröster Schokolade? | Low Carb, Low Fat und „Glyx" als neues Ernährungsglück? | Nutrigenomik, Nutrigenetik – die Zukunft der Ernährung? | Dinner Cancelling als Anti-Ageing-Strategie? | Kopfnuss – das Gehirn als Vielfraß | Welche Lebensmittel sind gut für das Gehirn? | Zauberformel Zurückhaltung? | Bewegung ist Anti-Ageing | Fitness, Stressabbau und die Bewegungs-Tops | 8 gute Gründe für Bewegung

V. Ausblick – Die Grenzen der ewigen Jugend

Der Traum vom ewigen Leben | Theorien über das Altern und Geheimnis der Zellteilung | Petersil statt senil – Einfache und schmackhafte Rezepte | 5 Tipps für 7 Mustertage – Schritt für Schritt & Biss für Biss!

Inhaltsverzeichnis

Vorwort 5

I. Einleitung – Reifen begreifen 9

Iss Dich jung – ist das überhaupt möglich? 11

II. Altern und Sinne von 0 bis 100 13

1. Wellness im Mutterleib und danach 15
2. Angewöhnen – Umgewöhnen 23
3. Sinneswandel – Die Welt verändert sich 40
4. Leibesmitte – in Form von Apfel, Birne oder Quitte 50
5. Reif & schön 63

III. Ernährungsabhängige Krankheiten 87

6. Gesundheit – Gesund heut' 89
7. Metabolisches Syndrom – tödliches Quartett 90
8. Volkskrankheit Osteoporose 101
9. Angstdiagnose Krebs 109
10. Krankheiten, die unsere Sinneswelt verändern 114

IV. Ernährungsabhängige Gesundheit 119

11. Sein und Schein? – Wie essen Österreich, Deutschland und die Schweiz? 121
12. Guter Rat ist NICHT teuer! – Einfache Ernährungsempfehlungen 129
13. Nutrigenomik, Nutrigenetik – die Zukunft der Ernährungsempfehlung 165
14. Vergessen auf das Abendessen – Dinner Cancelling als Anti-Ageing Strategie? 174
15. Kopfnuss – Das Gehirn als Vielfraß 178
16. Kein Sport ist Mord – Leben und Anti-Ageing ist Bewegung 190

V. Ausblick – Die Grenzen der ewigen Jugend 197

17. Der Traum vom Ewigen Leben 200
18. Die Theorien über das Altern 202
19. Petersil statt senil 205
20. Schritt für Schritt & Biss für Biss 211

Anhang 215

D.A.CH – Referenzwerte ausgewählter Vitamine und Mineralstoffe (für Erwachsene) 216
Saisonkalender für Obst und Gemüse 217
Anmerkungen 219
Weitere Literatur 226
Die Autoren 232
Stichwortverzeichnis 233

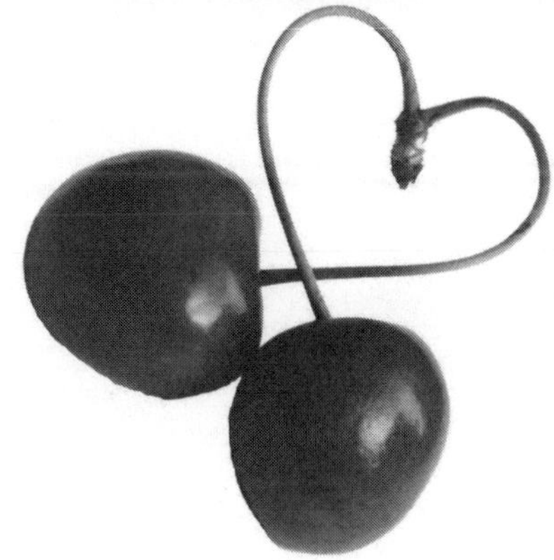

I.
Einleitung – Reifen begreifen

Iss Dich jung – ist das überhaupt möglich?

Ja – das ist es! Allerdings können Sie durch ein paar Tage gesunde Ernährung jahrzehntelange schlechte Gewohnheiten nicht einfach abstreifen wie Reptilien ihre Haut. Ernährung ist das ganze Leben ein Thema – je früher, desto besser – aber besser spät als nie! Was Hänschen nicht lernt kann Hans immer noch lernen, selbst wenn Hans schon Senior ist.

Gesundheitsvorsorge beginnt bereits im Mutterleib und im Kindesalter. Wir möchten Sie aber in *jedem* Alter ermuntern, gesund zu essen und zu genießen. Gewohnheiten sind veränderbar! Jung bleiben hat viel mit Sich-jung-fühlen zu tun, die Ernährung spielt dabei eine ganz umfassende Rolle.

Essen zu genießen ist ein sinnliches Erlebnis. Mit zunehmendem Alter wird unsere Sinnesleistung aber schwächer, wir riechen und schmecken langsam weniger. Kein Grund zur Panik! Wir können den altersbedingten Sinnesverlust, der individuell unterschiedlich ausgeprägt ist, zwar nicht stoppen – wir zeigen Ihnen aber, wie Sie dennoch Ihre Genussfähigkeit aufrecht erhalten.

Dass die Sinne nachlassen, sieht man nicht von außen – überschüssige Fettpolster schon. Bereits Mitte 30 stellen manche fest, dass sie an Gewicht zunehmen, obwohl sie das Gleiche essen wie zehn Jahre zuvor. Wie groß ist diese altersbedingte Änderung im Energieverbrauch tatsächlich? Wir verraten es Ihnen.

Reif & schön ist kein Widerspruch – finden wir. Wahre Schönheit kommt von innen! Was Ernährung dazu beitragen kann, erfahren Sie beim Lesen dieses Buches.

Gesundheit – und zwar heute und nicht erst morgen, das ist unser Motto. Viele Erkrankungen sind abhängig von unserer Ernährungsweise. Wussten Sie, dass Herzkreislauf-Erkrankungen Todesursache Nummer eins sind? Dass, auch wenn die Gene eine Teilverantwortung an der etwaigen Entstehung von Krebs tragen, unser Lebensstil alias

Essen, Rauchen und Bewegung einen maßgeblichen Einfluss hat? Gesundheit heißt für uns aber nicht Genussverzicht!

Soll & Ist – Wie gut ernähren wir uns in Österreich, Deutschland und der Schweiz eigentlich? Nehmen wir genug Vitamine und Mineralstoffe mit unserer Nahrung auf? Was machen wir gut – und was können wir besser machen? Im Rahmen einer gesunden Ernährung gibt es keine verbotenen Lebensmittel – lediglich falsche Mengen! Wir klären so manchen Mythos auf und helfen mit konkreten Ernährungsempfehlungen, bei der Vielzahl an Ratschlägen die Spreu vom Weizen zu trennen. Wir beleuchten neueste Ernährungstrends und etwaige zukünftige Möglichkeiten einer individuellen Ernährung abhängig von den Genen.

Anti-Ageing konkret: Was ist besser um jung zu bleiben – Nüsse & Fische als Gehirnnahrung, Verzicht auf's Abendessen oder Sport? Oder alle drei? Unsere schmackhaften Rezeptvorschläge verleiten Sie hoffentlich zu gesunder Ernährung und Vitalität!

Wissenschaftliche Erkenntnisse ändern sich im Laufe der Zeit. Worin liegt die Zukunft des Essens? Unser Ausblick über Möglichkeiten und Grenzen der Ernährung ...

Wir wünschen Ihnen: interessante Lesestunden, Erkenntnisse und „Stoff" zum Nachdenken, Genuss beim – mitunter bewussteren – Essen, Gesundheit und Wohlbefinden, gleichgültig wie jung oder alt Sie sind. Denn es kommt vor allem darauf an, wie jung Sie sich fühlen – *und wie jung Sie sich essen!*

Eva Derndorfer
Markus Minoggio
Petra Rust

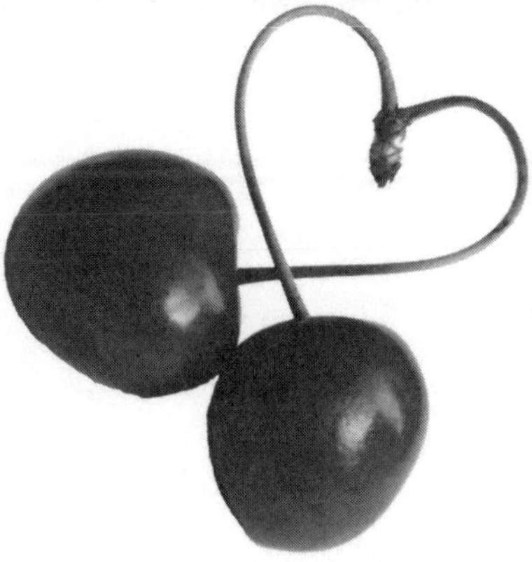

II.
Altern und Sinne von 0 bis 100

1. Wellness im Mutterleib und danach

Wellness, der Modetrend der 90er? Genaugenommen ist Wellness unabhängig von modernen Strömungen – zumindest im Mutterleib. Voraussetzung ist, dass es Mama und Kind an nichts mangelt.

Hat Mamas Ernährung Einfluss auf meine Gesundheit?

„Das wächst sich schon aus“ sagen Eltern gern, wenn ihr Nachwuchs allzu wohlgenährt ist. Doch der Spruch stimmt leider nicht, wie eine britische Studie[1] nachwies: Aus rundlichen Kindern entwickeln sich meist mollige Teenager. Hält sich der Babyspeck übers Kleinkindalter hinaus, drohen den Betroffenen nicht nur Spott, sondern auch körperliche Probleme. Zu dicke Menschen haben öfter Diabetes mellitus Typ2, Bluthochdruck, Herz-Kreislauferkrankungen und Krebs.

Die Tatsache, dass Übergewicht bzw. Adipositas Ursache zahlreicher Folgeerkrankungen ist, immer stärker Überhand nimmt und schwierig zu therapieren ist, macht die Bedeutung ihrer Vorsorge offensichtlich.

Führende Wissenschaftler stellten die Hypothese auf, dass chronische Erkrankungen im Erwachsenenalter auf frühe Ursprünge zurückgehen!

Die vorgeburtliche Periode ist ein kritischer Lebensabschnitt, in welchem ein Stimulus Langzeiteffekte haben kann. Wissenschaftler beobachteten, dass das Geburtsgewicht unter oder über dem „normalen“ Bereich (d. h. weniger als 2500 g oder mehr als 4500 g), ein Beurteilungskriterium für die Entwicklung des Ungeborenen (Feten) sein könnte, und das Risiko für Herz-Kreislauferkrankungen und Bluthochdruck, sowie für Diabetes mellitus Type 2 im Erwachsenenalter beeinflussen kann.[2,3]

Übergewicht und Diabetes der Mutter, Gestationsdiabetes (Diabetes, der während der Schwangerschaft auftritt) und eine gestörte Glucosetoleranz während der Schwangerschaft stellen Risikofaktoren für die Entstehung von Übergewicht bei Neugeborenen dar. Als Schlüsselnährstoff langfristiger metabolischer Effekte gilt „Glucose“ (Zucker).

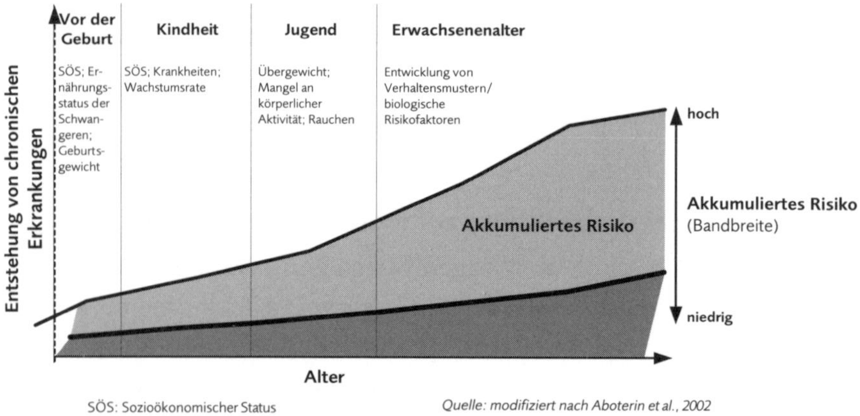

Abbildung 1: Altersabhängige Einflussfaktoren auf die Entstehung von chronischen Erkrankungen[4]

Hohe mütterliche Blutzuckerspiegel in der Schwangerschaft führen zu erhöhtem Insulinspiegel beim ungeborenen Kind, was in einer unverhältnismäßigen Größe des Fötus und Neugeborenen (Makrosomie) resultiert. Eine Langzeitstudie zeigt, dass jedes zweite Kind diabetischer Mütter mit einem zu hohen Geburtsgewicht geboren wird und im Alter von acht Jahren übergewichtig ist[5].

Die wünschenswerte Gewichtszunahme während der Schwangerschaft ist abhängig vom Body Mass Index der Frauen vor der Schwangerschaft. Eine durchschnittliche Gewichtszunahme von 12–13 kg ist optimal.

Wünschenswerte Gewichtszunahme während einer Schwangerschaft	Körpergewicht vor der Schwangerschaft
12,5–18,0 kg	Untergewichtige Frauen (BMI < 19,8 kg/m^2)
11,5–16,0 kg	Normalgewichtige Frauen (BMI 19,8–26,0 kg/m^2)
7,0–11,5 kg	Übergewichtige Frauen (BMI > 26,0 kg/m^2)

Tabelle 1: Wünschenswerte Gewichtszunahme während einer Schwangerschaft

Besteht zu Beginn der Schwangerschaft ein Energiemangel ist das Risiko für Übergewicht (Adipositas) im Erwachsenenalter höher verglichen mit einem Mangel gegen Ende der Schwangerschaft. Chronisch erhöhte Blutzuckerspiegel (Hyperglykämie) und dadurch bedingte erhöhte Insulinspiegel (Hyperinsulinämie) können die Körperfettmasse erhöhen und die Leptinbildung der Kinder steigern. Leptin ist ein Hormon, das im Fettgewebe durch die Fettzellen gebildet wird.

„Leptin die Wunderwaffe gegen Übergewicht"

Leptin wirkt als Signal zum Stopp übermäßiger Nahrungszufuhr und zur Steigerung des Verbrauchs von Energiereserven.

Neugeborene mit hohem Geburtsgewicht und übergewichtige Kinder weisen erhöhte Leptinspiegel im Blut auf[6,7]. Aber, warum sind diese Kinder dann dick? Obwohl adipose Personen einen 10- bis 20-fach höheren Leptinspiegel als schlanke Personen aufweisen, verzehren sie mehr Kalorien, weil Leptin seine Wirkung nicht entfalten kann. Mechanismen sind bisher ungeklärt, aber Gegenstand intensiver Forschung.

Aber auch ein niedriges Geburtsgewicht, das mit einer unzureichenden Versorgung des Kindes im Mutterleib in Verbindung gebracht wird, kann das Risiko von Übergewicht im Kindes- und Erwachsenenalter erhöhen. Der Organismus des Fötus passt sich zunächst der schlechten

Versorgung im Mutterleib an. Führt man dem Neugeborenen nach der Geburt ausreichend Energie zu, kommt er mit dieser neuen Situation nicht zurecht und entwickelt Übergewicht[8,9].

Untersuchungen weisen darauf hin, dass fetale Unterernährung bzw. ein niedriges Geburtsgewicht die Nierenfunktion herabsetzt, wodurch im Erwachsenenalter das Risiko für Bluthochdruck (Hypertension) und chronische Erkrankungen der Nieren erhöht ist. Das größte Risiko für Bluthochdruck wurde bei jenen Personen identifiziert, die mit niedrigem Geburtsgewicht geboren wurden und dann einer übermäßigen Nahrungszufuhr ausgesetzt waren, d.h. rasch an Gewicht zugenommen haben.

Eine Reihe von Studien bestätigten einen Zusammenhang zwischen mangelhaftem Wachstum im Mutterleib und erhöhtem Risiko von Herz-Kreislauferkrankungen im Jugend- bzw. Erwachsenenalter[10]. Ein niedriges Geburtsgewicht wird mit einer ungünstigen Entwicklung von Entzündungsmarkern in Verbindung gebracht, was wiederum mit einem erhöhten Risiko für Herz-Kreislauferkrankungen und dem metabolischen Syndrom (siehe Kapitel „7. Metabolisches Syndrom – tödliches Quartett“, S. 90) assoziiert wird[11].

Tatsächlich bestimmt offenbar das Milieu im Mutterleib in weit größerem Ausmaß als genetische Faktoren das Geburtsgewicht, wie eine britische Studie an Kindern, die durch sog. „Leihmütter“ ausgetragen wurden, zeigt. Hierbei fand sich, dass der Body Mass Index der Leihmutter, die das Kind ausgetragen hatte, stärker positiv mit dem Geburtsgewicht des Kindes korreliert war als das Gewicht der natürlichen („Spender-“) Mutter.

Überernährung im Mutterleib mit erhöhtem Geburtsgewicht scheint in den westlichen Industrieländern einen weitaus bedeutsameren Risikofaktor für Übergewicht im späteren Leben darzustellen als eine pränatale Unterernährung mit vermindertem Geburtsgewicht, gefolgt von westlichem Lebensstil im Erwachsenenalter.

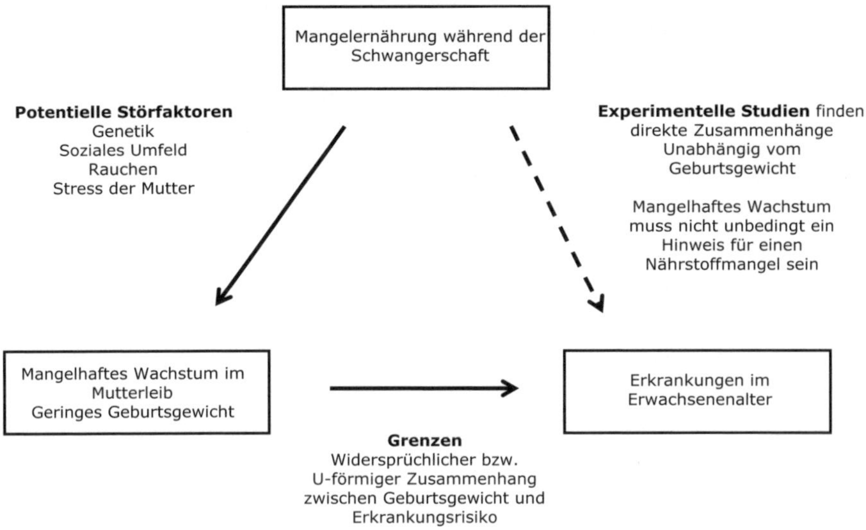

Abbildung 2: Schematische Darstellung des Zusammenhangs zwischen Mangel ernährung der Mutter, fetalem Wachstum und der Entstehung von chronischen Erkrankungen (10)

Was ist das Beste für mein Kind? – Flaschennahrung versus Stillen

Stillen oder Flaschennahrung – ist eine Frage, die sich jede Mutter bald einmal stellt. Abgesehen von verschiedenen psychologischen Wirkungen des Stillens, die immer wieder diskutiert werden, gibt es vor allem Aspekte aus Ernährungssicht, die es zu bedenken gilt.

Ergebnisse diverser Untersuchung an Kindern, die mit Flaschennahrung ernährt wurden im Vergleich mit gestillten Kindern stützen den Verdacht, dass eine „Überfütterung“ in der frühen Kindheit sich langfristig negativ auf das Risiko der Entstehung von Herz-Kreislauferkrankungen auswirkt[11].

Durchschnittlich enthält Flaschennahrung eine höhere Energiedichte als Muttermilch, d. h. die Energiezufuhr kann bei nicht gestillten Kindern um bis zu 10–18% höher sein als bei gestillten Kindern. Außerdem besteht ein Unterschied in der Eiweißzufuhr, da der Eiweißanteil in Flaschennahrungen verglichen mit Muttermilch höher liegt. Studienergebnisse lassen vermuten, dass eine höhere Eiweißaufnahme mit einem gesteigerten Risiko für spätere Adipositas einhergeht.

Die höheren Insulinkonzentrationen bei flaschenernährten Kindern verglichen mit gestillten Kindern könnten eine Steigerung des Körperfettanteils stimulieren und zu früher Entwicklung von Fettzellen führen.

Humanstudien zeigen außerdem, dass Leptin in der Muttermilch dem Säugling einen moderaten Schutz vor übermäßiger Gewichtszunahme zu bieten scheint.

In einer Studie an 9357 Kindern zwischen fünf und sechs Jahren wurde die Häufigkeit von Übergewicht und Adipositas, also Fettsucht untersucht: Die Häufigkeit für Adipositas bei Kindern, die nicht gestillt wurden, lag bei 4,5% verglichen mit 2,8% bei den gestillten Kindern. Aber nicht nur das Stillen selbst, sondern auch die Stilldauer zeigt Wirkung: Die Häufigkeit von Adipositas lag bei ausschließlichem Stillen über zwei Monate bei 3,8%, bei einer Stilldauer von drei bis fünf Monaten bei 2,3%, bei Stillen für sechs bis zwölf Monaten bei 1,7% und bei Stillen über zwölf Monaten bei 0,8%. Ähnliche Zusammenhänge wurden bezüglich der Häufigkeit für Übergewicht gefunden. Stillen schützt demnach vor der Entwicklung von Übergewicht und Adipositas. Umgekehrt wird aber nicht jedes Flaschen gefütterte Kind dick.

Eine Stilldauer von drei bis sechs Monaten wird zudem mit einem reduzierten Risiko für die Entwicklung einer Insulinresistenz und dem metabolischen Syndrom in Verbindung gebracht (siehe Kapitel „7. Metabolisches Syndrom – tödliches Quartett", S. 90). Die Förderung von Stillen könnte demnach dazu beitragen, die Häufigkeit für chronische Erkrankungen im Jugend- und Erwachsenenalter zu reduzieren[12].

Stillen bringt aber nicht nur Ihren Kindern Vorteile. Eine Langzeitstudie an 139.681 postmenopausalen Frauen (mittleres Alter 63 Jahre) zeigte, dass Stillen das Risiko für Bluthochdruck, Diabetes, Fettstoffwechselstörungen und Herz-Kreislauferkrankungen bei der Frau deutlich minimieren kann.

Jung bleiben – im Sinne gesunder körperlicher Grundlagen – beginnt also tatsächlich schon, bevor wir überhaupt geboren werden! Als Mutter haben Sie es also schon in dieser Zeit ein bisschen in der Hand, Ihrem Kind eine gute Basis zu schaffen. Nutzen Sie diese Gelegenheit auch für die eigene Gesundheit – und nebenbei können Sie mit dem Stillen noch eine wunderbare intensive Zeit mit Ihrem Baby verbringen.

Ist Stillen für Sie nicht möglich, bedenken Sie, dass es auch andere Möglichkeiten gibt, Ihre eigene Gesundheit und die Ihres Kindes zu fördern.

Nicht alles liegt in Mamas Hand – Der richtige Lebensstil im Kindes- und Jugendalter!

Ein weltweiter Trend zur steigenden Häufigkeit von Übergewicht und Adipositas im Jugendalter ist auf ungesundes Essverhalten und zu geringe körperliche Aktivität zurück zu führen. Die Folgen sind erhöhter Blutdruck und hohe Blutcholesterinwerte. Über 60% der übergewichtigen Kinder und Jugendlichen haben zu ihrem erhöhten Körpergewicht zumindest einen zusätzlichen Risikofaktor für Herz-Kreislauferkrankungen, 20% sogar zwei oder mehrere. Hoher Blutdruck, Glucoseintoleranz und erhöhte Blutfette sind meist bedingt durch einen ungesunden Lebensstil: einer Ernährung mit hohem Fettanteil, v. a. an gesättigten Fettsäuren, zu vielen raffinierten Kohlenhydraten (z. B. Zucker) und eine zu hohe Kochsalzzufuhr. Nicht zu vergessen ihr „unbewegtes“ Leben[13].

Zahlreiche Untersuchungen bestätigen, dass krankhaftes Übergewicht im Kindes- und Jugendalter Auswirkungen auf das Auftreten von Herzkreislauf-Erkrankungen und Diabetes mellitus im Erwachsenenalter hat. Eine Studie zeigt ein zweifach höheres Risiko für Herz-Kreislauferkrankungen bei Erwachsenen, welche als Jugendliche adipös waren.

Die Wissenschaft kann derzeit kein vollständiges Bild hinsichtlich früher Gesundheitsförderung liefern, aber bisherige Ergebnisse sind viel versprechend und sollten Sie zu einem gesunden Lebensstil in allen Lebensabschnitten motivieren:

Ungesunde Ernährung, körperliche Inaktivität und Rauchen können Ihr Risiko für chronische Erkrankungen erhöhen.

Bluthochdruck, krankhaftes Übergewicht und erhöhte Blutfette zählen zu den bedeutendsten Risikofaktoren von Herz-Kreislauferkrankungen und Diabetes mellitus.

Eine ungünstige Versorgung im Mutterleib und ein ungesunder Lebensstil im Kindes- und Jugendalter behalten ihre negative Wirkung während des gesamten Lebens und darüber hinaus in nächsten Generationen.[14]

Einfach aber wirksam

Achten Sie auf eine gesunde Ernährung während der Schwangerschaft und Stillzeit: eine genügend hohe Energiezufuhr, ein günstiges Fettsäuremuster durch bewusste Wahl Ihrer Lebensmittel (pflanzliche Öle tierischen Fetten vorziehen, ein bis zwei Portionen Fisch pro Woche; siehe auch Kapitel „12. Guter Rat ist NICHT teuer! – Einfache Ernährungsempfehlungen“, S. 129).

Vier bis sechs Monate Stillen liefern Ihrem Kind alle wichtigen Nährstoffe in optimaler Konzentration (Laktose als Energiesubstrat und zur optimalen Entwicklung einer gesunden Darmflora, Eiweiß für bestmögliches Wachstum, spezifische Fettsäuren zur Unterstützung der Entwicklung des Gehirns).

Aber keine Sorge, wenn Sie nicht Stillen können: Säuglingsanfangsnahrungen sind der Muttermilch weitgehend angepasst – vermeiden Sie aber Zubereitungsfehler.

In Bewegung bleiben – eine Balance zwischen Energiezufuhr und Energieverbrauch schützt Sie vor übermäßiger Gewichtszunahme.

2. Angewöhnen – Umgewöhnen

Gibt es Speisen, die Sie als Kind partout nicht mochten und heute mit Genuss essen? Probieren Sie gerne neue Produkte mit unbekanntem Geschmack, oder setzen Sie eher auf Vertrautes? Schmeckt Ihnen das Essen besser, wenn Sie alleine oder mit anderen Personen essen? Verspüren Sie manchmal Heißhunger auf bestimmte Produkte?

Viele Ernährungsgewohnheiten entstehen schon in der Kindheit. Als Ausrede für lebenslanges ungesundes Essen kann das aber nicht gelten. Was Hänschen nicht lernt, kann auch Hans noch lernen – selbst wenn Hans schon Senior ist!

Die Entstehung unserer Geschmackspräferenzen ist so vielfältig wie das Alphabet:

Das „ABC" der Entstehung von Geschmackspräferenzen:

A – Alter, Aversion durch Konditionierung
B – Belohnung mit Essen
C – Craving (= Heißhunger)
D – Diäten
E – Ernährungsaufklärung, Essstörungen
F – Familie, Finanzielle Situation
G – Gewohnheit, Gene, Geschlecht, Gesundheitsbewusstsein, Gemeinschaftsverpflegung
H – Heißhunger
I – Ideale in Bezug auf Schlankheit & Schönheit
J Jugenderinnerungen
K – Kulturkreis, Krankheiten
L – Lernen, Lebensmittelpreise, Limitierung von Produkten
M – „Mere Exposure Effekt" (= Effekt der bloßen Darbietung: wir essen nicht, was wir mögen, sondern wir mögen etwas, weil wir es bereits gegessen haben), Medikamente
N – Neophobie (= Angst vor Neuem)
O – Ökologische Aspekte (Tierhaltung, Transportwege)
P – Psychologische Faktoren, Pränatale Prägung (Einflüsse schon vor der Geburt durch die Ernährung im Mutterleib)
Q – Qualitätsbewusstsein

R – Region, Religion, Restriktion, Riechstörungen
S – Sinnesschulung, Spezifisch Sensorische Sättigung, Stress, Sport, Schmeckstörungen, Saison
T – Trost durch Essen, Trends
U – Umfeld, soziales (Essen alleine oder in Gesellschaft)
V – Veränderte Sinneswahrnehmung im Laufe des Lebens, Vegetarismus, Vorbilder
W – Wahlfreiheit, Wiederholter Konsum
Z – Zähne, Zusatzstoffe

Ihr Alter und Ihr Geschlecht, Ihre Gene, Ihre Familie, der Kulturkreis, in dem Sie aufgewachsen sind, die Lebensmittelpreise im Handel oder Ihre eigene pränatale Prägung können Sie naturgemäß nicht verändern. Es liegt jedoch in Ihrer Hand, welche Speisen Sie öfter essen und woran Sie sich folglich auch gewöhnen. Welche Gerichte Sie zum Beispiel auswählen, wenn Sie in Kantinen oder Betriebsküchen mit Wahlmöglichkeit essen, ist ausschließlich Ihre Entscheidung. Eine etwaige Neophobie – die Scheu, neue Produkte auszuprobieren – können Sie gezielt überwinden, und auch Ihre Sinne können Sie in jedem Alter trainieren, um Ihre Genussfähigkeit zu steigern. Verantwortlich für Ihre Gesundheit und Ihr Wohlbefinden sind Sie primär selbst!

In diesem Kapitel erfahren Sie mehr über jene Aspekte, die im Zuge des gesunden Älter-Werdens bzw. des Sich-Jung-Erhaltens relevant sind. Über die veränderte Sinneswahrnehmung im Laufe des Lebens erfahren Sie mehr in Kapitel „3. Sinneswandel – Die Welt verändert sich“, S. 40, über Krankheiten und Medikamente in Kapitel „10. Krankheiten, die unsere Sinneswelt verändern“, S. 114.

Craving

Zählen Sie zu den Menschen, die immer wieder regelrecht von Heißhunger z. B. auf Schokolade befallen werden? Und sind Sie so sehr darauf fixiert, dass Ihre Gedanken erst nach Lustbefriedigung wieder frei für Anderes sind? Dann sind Sie nicht alleine!

Craving, der exzessive Heißhunger auf Produkte, ist häufiger bei Frauen als bei Männern zu beobachten und betrifft mehr süße als pikante Produkte. Meist sind diese Lebensmittel reich an Fett – Schokolade ist *das* Craving-Produkt schlechthin. Craving bedeutet, dass betroffene Personen sich auf nichts anderes konzentrieren können und regelrecht besessen vom Gedanken an das Produkt sind. Sogar körperliche Reaktionen wie vermehrte Speichelsekretion oder „Magenknurren" können als Begleiterscheinung auftreten[15].

Craving ist häufig eine Folgeerscheinung von Einschränkungen, denen man sich freiwillig oder gezwungenermaßen (etwa aufgrund von Erkrankungen) unterwirft! In einer Studie wurden Frauen, die sich generell beim Essen einschränken und solche, die dies nicht tun, entweder dem Geruch von Pizza, von Schokoladenkeksen oder gar keinem Geruch ausgesetzt und mussten ihre Gedanken zu Pizza, Schokokeks oder allgemeiner Natur notieren. Anschließend erhielten sie Pizza und Kekse zu essen. Damen, die sich generell einschränken, reagierten mit einem deutlichen Mehrkonsum vom zuvor gerochenen Produkt[16].

Auch bei der Raucherentwöhnung tritt Craving vor allem bei Personen auf, die ihr Gewicht kontrollieren und vor Zunahme besorgt sind[17]. Neben diesen selbst auferlegten Einschränkungen beeinflussen auch Alter und Geschlecht das Craving-Verhalten.

Bereits im Kindesalter unterscheiden sich Mädchen und Buben: Schon 11–13 jährige Mädchen entwickeln mehr Schuldgefühle beim Verspeisen von Schokolade als gleichaltrige Buben[18]. Craving hat somit seine Wurzeln in sehr jungen Jahren.

Jüngere scheinen generell stärker von Craving betroffen zu sein als Ältere[19]. Sie brauchen somit eigentlich nichts zu tun ... denn älter werden Sie ganz von selbst. In jungen Jahren können Sie allerdings Ihre Einstellung zu extremen Einschränkungen überdenken. Manche haben in vielen Fällen natürlich ihren Sinn und ihre Berechtigung!

Wenn Sie aber zu jenen Personen zählen, die sich gar nie auch nur ein kleines Stück Schokolade oder dergleichen gönnen, dann sollten Sie nicht weiter erstaunt sein, plötzlich von Heißhunger befallen zu werden, wenn diese Produkte bei Bekannten oder Freunden vor Ihnen stehen. Dann und wann etwas Süßes ist auch im Rahmen einer gesunden Ernährung kein Tabu.

Gewohnheit oder der Effekt der bloßen Darbietung

Gewohnheit ist ein sehr zentrales Thema, wenn es um die Ausbildung von Vorlieben geht. Wir ändern unsere Einstellung Speisen und Getränken gegenüber, die wir öfter konsumiert und gut vertragen haben. Nachdem sie uns gut bekommen, entwickeln wir ein Gefühl der Sicherheit – und wir mögen die Speisen folglich mehr! Man nennt dies auch den Effekt der bloßen Darbietung, oder „Mere Exposure Effect“. Dieser tritt in diversen Lebensabschnitten auf:

Wir gewöhnen uns mitunter schon im Mutterleib an die Nahrung unserer Mutter, und gestillte Kinder erleben via Muttermilch die variationsreiche Nahrung der Mutter. Durch die gefütterte Beikost im Kleinkind-Alter gewöhnen sich kleine Kinder an zahlreiche Lebensmittel – und auch an Abwechslung.

In den meisten Familien gibt es traditionelle, wiederkehrende Gerichte. Das Land, in dem wir leben, bietet uns unterschiedliche Produkte an – abhängig von klimatischen Bedingungen und von der Küstennähe.

Als Jugendliche oder junge Erwachsene tasten wir uns langsam an Kaffee, Wein oder Bier heran – bis wir uns an sie gewöhnt haben. Fast Food ist unter anderem deshalb so erfolgreich, weil es einheitlich schmeckt.

Die gute Nachricht für „Gemüsemuffel“: Sie können Sich auch an den Geschmack eines Gemüses gewöhnen, wenn Sie es etwa 8–10 Mal konsumiert haben! Zahlreiche Untersuchungen mit unterschiedlichen Lebensmitteln haben belegt, dass die meisten Menschen, die anfangs ein Produkt abgelehnt haben, dieses nach mehrmaligem Verzehr sogar gerne mochten. Der Idealzustand ist letztlich nicht, sich gesund zu ernähren, wenn es einem nicht schmeckt – ideal ist, dass Sie gesunde Nahrungsmittel genießen können.

Leckere Gemüserezepte finden Sie in Kapitel „19. Petersil statt senil“, S. 205!

Gesundheitsbewusstsein

Kindern mit dem Thema Gesundheit aufzuwarten, ist genauso sinnlos wie mit den Autoren dieses Buches japanisch zu sprechen – Verständnislosigkeit ist vorprogrammiert. Das ändert sich jedoch im Laufe des Lebens. Vor allem erwachsene Frauen haben oft ein ausgeprägtes Gesundheitsbewusstsein, nicht nur im Sinne der Abwesenheit von Krankheit, sondern in einem umfassenderen Kontext. Neue Gesundheits-Definitionen besagen, dass man nicht „alleine“ gesund sein kann – es bedarf eines sozialen Umfeldes. Aber bereits sehr alte Definitionen sehen Gesundheit nicht nur als das Freisein von Krankheit!

Gesundheit ist ...
Thomas von Aquin 1225–74 (!):
... weniger ein Zustand als eine Haltung, und sie gedeiht mit der Freude am Leben.

WHO 1946:
... ein Zustand des vollständigen körperlichen, geistigen und sozialen Wohlbefindens und nicht nur die Abwesenheit von Krankheit und Gebrechen.

Badura 2004:
... eine Fähigkeit zur Problemlösung und Gefühlsregulierung, durch die ein positives seelisches und körperliches Befinden – insbesondere ein positives Selbstwertgefühl – und ein unterstützendes Netzwerk sozialer Beziehungen erhalten oder wieder hergestellt wird. [20]

Das Gesundheitsbewusstsein wirkt sich deutlich auf die Einstellung gegenüber manchen Lebensmittelgruppen aus, zum Beispiel bei Fisch.

Allerdings scheinen in verschiedenen Ländern unterschiedliche Altersgruppen auf Fisch anzusprechen. In Norwegen ist der Fischverzehr aus gesundheitlichen Gründen im Alter höher[21]. Auch in den USA assoziieren ältere Frauen Thunfisch stärker mit Gesundheit als jüngere[22]. Anders in Australien – hier stufen 20–60 Jährige Fisch und weißes Fleisch als gesünder ein als 65–75 jährige Personen[23].

Ernährung alleine ist kein Garant für ein gesundes Leben, auch andere Faktoren wirken sich aus. Ernährung leistet aber definitiv einen wichtigen Beitrag zur Gesundheit: Viele Ernährungsfaktoren und Lebensmittel bzw. darin enthaltene Nährstoffe zeigen in Studien einen positiven Einfluss auf die Gesundheit.

Dass auch Genuss gesundheitsfördernd sein kann, wurde lange Zeit gar nicht thematisiert. Doch seien wir ehrlich: Wer möchte langfristig gesunde Lebensmittel essen, wenn sie nicht schmecken?

In Belgien zeigte eine Studie, dass im Jahr 2001 15,5% bereit waren, *Functional Food* auch dann zu essen, wenn sie weniger gut schmeckten als herkömmliche Produkte. 2004 waren es nur noch 10,6%. Während 2001 Frauen und ältere Menschen eher bereit waren, geschmackliche Kompromisse einzugehen, waren 2004 kaum geschlechts- und altersspezifische Unterschiede erkennbar[24]. Trotz des Bewusstseins des gesundheitsfördernden Potentials dieser Produkte, werden sie auf lange Sicht nur konsumiert, wenn sie auch schmecken.

Functional Food

Functional Food sind Lebensmittel, die nicht nur den Hunger stillen (und hoffentlich schmecken), sondern auch Gesundheit und Wohlbefinden fördern bzw. Krankheitsrisiken reduzieren. Es handelt sich dabei um „richtige" Lebensmittel, nicht um Kapseln oder Pillen. Viele natürliche Lebensmittel wie Obst, Gemüse, Fischöl oder Nüsse enthalten nennenswerte Mengen an funktionellen Inhaltsstoffen, es werden aber auch Lebensmittel mit funktionellen Inhaltsstoffen angereichert. Beispiele sind Omega-3-Brote, ACE-Säfte, mit Phytosterolen angereicherte Margarine oder probiotische Joghurts.

Wenn also Lebensmittel die Gesundheit beeinflussen, und der Genuss ebenso, dann bedeutet dies schlicht und einfach: **Ernähren Sie sich vielseitig und genießen Sie das Essen** – damit erfüllen Sie bereits zwei der berühmten 10 Regeln der Deutschen Gesellschaft für Ernährung:

Die 10 DGE Regeln: [25]

1. *Vielseitig essen*
2. *Reichlich Getreideprodukte – und Kartoffeln*
3. *Gemüse und Obst – Nimm „5" am Tag ...*
4. *Täglich Milch und Milchprodukte; ein- bis zweimal in der Woche Fisch; Fleisch, Wurstwaren sowie Eier in Maßen.*
5. *Wenig Fett und fettreiche Lebensmittel*
6. *Zucker und Salz in Maßen*
7. *Reichlich Flüssigkeit*
8. *Schmackhaft und schonend zubereiten*
9. *Nehmen Sie sich Zeit, genießen Sie Ihr Essen*
10. *Achten Sie auf Ihr Gewicht und bleiben Sie in Bewegung*

Gesunde Gemeinschaftsverpflegung – geht das?

Kinderkrippen und Kindergärten, Schulen mit Nachmittagsbetreuung, Mensen an den Universitäten, Betriebsküchen, Seniorenheime und Krankenhäuser bieten sie an. Gemeinschaftsverpflegung begleitet manche somit ihr ganzes Leben lang! Das räumt ihr einen entsprechenden Stellenwert ein, wenn wir davon ausgehen, dass man sich an Produkte und Geschmäcker gewöhnt, dass Essen die Gesundheit und Leistungsfähigkeit fördern kann, und Genuss mit Gesundheit zu tun hat. Schulen sollten zudem als Orte des Lernens auch bei der Verpflegung vorbildlich sein.

Gemeinschaftsverpflegung hat sich im Laufe der Jahre gewandelt, die Grenzen zwischen Gemeinschaftsverpflegung und Gastronomie sind verschwommen. Das Spannungsfeld heißt Preis versus Leistung, Letzteres im Sinne von hoher Qualität, Frische, ansprechender Optik, gutem Geschmack. Aber auch der Gesundheitswert gewinnt seitens der Konsumenten an Bedeutung.

Die Österreichische Gesellschaft für Ernährung (ÖGE) hat gemeinsam mit der Deutschen Gesellschaft für Ernährung (DGE) ein Gütesiegel für die Gemeinschaftsverpflegung entwickelt. Qualitätskriterien des ÖGE-Gütesiegels sind eine ausgewogene und richtige Ernährung für die jeweilige Zielgruppe, sowie eine Nährstoff schonende Zubereitung[26].

Eine Institution kann das Gütesiegel (Abb. 3) beantragen und erhält dieses, wenn bestimmte Richtlinien (Nährstoffprofil und Speisenangebot) erfüllt werden.

Abbildung 3: ÖGE Gütesiegel – nährstoffoptimierte Speisenqualität

Studentinnen im ländlichen Raum konsumieren laut einer Erhebung zur Nährstoffversorgung eine größere Anzahl ihrer Mahlzeiten (22,7%) außer Haus als ihre männlichen Kollegen (12,8%). Bezogen auf Energie nahmen die Studentinnen ca. ein Viertel der verzehrten Kilokalorien außer Haus auf, männliche Studenten ein Fünftel. Der Außer-Haus-Verzehr fand bevorzugt zu Mittag statt[27]. Das bedeutet aber auch, dass etwa 75–80% der Energieaufnahme zuhause stattfindet. Auch wenn man gezwungenermaßen sehr viel unterwegs essen muss, ist der Spielraum bei der Gestaltung und Optimierung der Ernährung doch sehr groß!

Durch regelmäßige Mahlzeiten (auch eine Jause zählt dazu) halten Sie Ihren Blutzuckerspiegel konstant, eine Notwendigkeit für die Leistungsfähigkeit unseres Gehirns.

Bei Schulkindern hilft neben dem Frühstück eine entsprechende Schuljause, den ganzen Vormittag fit zu bleiben. Sie besteht aus Getreideprodukten, Milchprodukten, frischem Obst oder Gemüse-Rohkost und Getränken. Trinkwasser, Mineralwasser oder gespritzte Fruchtsäfte eignen sich gut, um den Wasserhaushalt in Schwung zu halten.

Was Sie selber ganz einfach für sich tun können:

Plan A: Das Mittagessen ist Ihre warme Hauptmahlzeit:

- Vergleichen Sie das Angebot! Wenn Sie berufstätig sind und in einer Stadt leben, haben Sie den Vorteil, aus mehreren Optionen (Uni-Kantinen, Betriebsküchen, Restaurants mit günstigen Mittagsmenüs etc.) wählen zu können. Im ländlichen Raum ist dies ungleich schwieriger.
- Wenn Sie sich Ihr Menü in einer Kantine selbst zusammenstellen, vergessen Sie nicht auf Gemüse und/oder Salat.
- Wo nicht direkt gewählt werden kann, können zumindest Anregungen deponiert werden.
- Das Mittagessen ist nur eine Mahlzeit des Tages – ein gutes Frühstück, die Schuljause bei Kindern, ein Stück Obst zwischendurch und das Abendessen bieten Spielraum für gesunde Ernährung.

Plan B: selber kochen am Abend und zu Mittag eine gesunde Jause verzehren. Beachten Sie dabei: Selbst gekocht ist nicht automatisch gesund!

All jene unter Ihnen, die auf Ihr Abendessen verzichten und das berühmte „Dinner Cancelling“ betreiben, seien auf Kapitel „14. Vergessen auf das Abendessen – Dinner Cancelling als Anti-Ageing Strategie?“, S. 174 verwiesen.

Was damals war ... Jugenderinnerungen

Sich in jungen Jahren gesund zu ernähren, rentiert sich doppelt: im Jugendalter und im Greisenalter! Denn das Essen, das Sie mit Ihrer Jugend assoziieren, verleiht Ihnen später noch einmal Genuss:

Ältere Personen in Italien, die in Seniorenheimen leben, gaben im Rahmen einer Untersuchung an, vor allem solche Gerichte gerne zu mögen, die sie aus ihrer Kindheit und Jugend kennen. Einen ganz liebenswürdigen Beweis für diese genussvolle Erinnerung liefert uns auch der gestrenge Restaurantkritiker aus dem Film „Ratatouille“. Beim Verzehr seines Lieblingsgerichts aus der Kindheit, das in ihm die Stimmung und das Wohlbefinden aus Kindertagen weckt, gerät er geradezu ins Schwärmen und vergibt Bestnoten.

Einfache und ursprüngliche Gerichte, wo das Lebensmittel noch erkennbar ist, sind dabei besonders beliebt[28]. Diese Einstellung ist nicht auf alte Menschen, und auch nicht auf Italienerinnen und Italiener, limitiert. Gerichte, die den Geschmack der einzelnen Zutaten zur Geltung bringen, sind heute wieder das Ziel vieler Gastronomen. Ursprünglichkeit ist wieder mehr ein Thema geworden. Das schließt gesunde Ernährung keineswegs aus – im Gegenteil: Alte Gemüsesorten wie z.B. Ochsenherzkarotten oder Tomatenvariationen sind zum Glück wieder interessant geworden.

Angst vor Neuem – Neophobie

Unter Neophobie wird die Scheu vor neuen Produkten verstanden. Sie ist mit dem ersten Bissen in ein bis dahin unbekanntes Lebensmittel überwunden. Bei Kindern ist Neophobie unterschiedlich stark ausgeprägt, erreicht ihren Höhepunkt zwischen zwei und sechs Jahren und nimmt danach wieder ab. Sie betrifft Mädchen und Buben gleichermaßen und bezieht sich primär auf Obst, Gemüse und eiweißreiche Produkte. Eltern verleitet diese kindliche Scheu oft zu kontraproduktiven Maßnahmen, um Kinder an gesunde Produkte zu gewöhnen: wie Einschränkung von beliebten Produkten, Belohnung, Bestrafung oder die Verpflichtung zu kosten[29].

Kinder sind somit nicht die am meisten aufgeschlossene Zielgruppe. Neophobie gibt es aber auch bei Erwachsenen, die partout nichts Neues kennen lernen wollen. Bei Erwachsenen stellt sich die Altersfrage: Sind jüngere Erwachsene weniger neophob als ältere Erwachsene? Und hängt die Offenheit für neue Produkte bei älteren Erwachsenen von ihrer Geruchsleistung ab, die im Alter abnimmt? (Mehr dazu auch im Kapitel „3. Sinneswandel – Die Welt verändert sich", S. 40)?

Die Antwort auf diese Frage lautet einer Untersuchung zufolge Nein. Junge Erwachsene mit normalem Riechvermögen und ältere Erwachsene (62–85 Jahre), zum Teil mit normalem und zum Teil mit schlechtem Geruchssinn, erhielten jeweils vier Saucen vorgesetzt, davon zwei aus bekannten (Erdbeer, Käse) und zwei Saucen aus weniger bekannten Zutaten (Guanabana-Passionsfrucht, Wasabi-Shrimps). Die Personen erfuhren, um welche Saucen es sich handelte, durften diese ansehen und daran riechen. Dann mussten sie angeben, wie bekannt ihnen das jeweilige Produkt war und wie willens sie waren, die Saucen zu kosten. Die Studienteilnehmer waren im Durchschnitt williger, bekannte Geschmäcker zu kosten als unbekannte, und zwar unabhängig vom Alter[30]. Aus biologischer Sicht ist das durchaus verständlich: Ein unbekanntes Nahrungsmittel stellte in früheren Zeiten eine Gefahrenquelle dar. Es machte folglich Sinn, Produkte, die man bereits kannte, die man schon gegessen und gut vertragen hatte, zu bevorzugen. (Das führt uns auch wieder zur Gewohnheit, s.o. Effekt der bloßen Darbietung). Auch wenn unsere Lebensmittel heute sehr sicher sind, ist uns dieser biologische Mechanismus nicht verloren gegangen.

Es ist jedoch ein Unterschied, ob man Produkte, die man öfter verzehrt hat, mehr mag – neuen Lebensmitteln aber zumindest eine Chance gibt, oder ob man sich kategorisch gegenüber Neuem verwehrt. Je leichter wir uns beim Probieren von Lebensmitteln tun, desto größer ist natürlich das Repertoire an Produkten, das uns zur Verfügung steht.

Was kann man gegen Neophobie tun? Zumindest bei Kindern wirken Sinnesschulungen: Sie fördern die Offenheit für Lebensmittel und senken somit Neophobie.

Mit allen Sinnen – die Sinnesschulung

Sinnesschulungen bei Kindern sind internationales Thema innerhalb der EU. Auch in Deutschland und Österreich gab und gibt es zahlreiche Initiativen. Kinder sollen wissen, was die Grundgeschmacksarten sind, und das Essen mit allen Sinnen bewusst wahrnehmen. Was haben die Schulungen bisher bewirkt? Was können sie bewirken?

Es gibt erst wenige Untersuchungen, welche die Nachhaltigkeit von Sinnesschulungen evaluiert haben. In Finnland kamen Forscher nach einer Studie zu folgendem Schluss: Auch wenn die beobachteten Verbesserungen klein und manchmal auch inkonsistent innerhalb der Studiendauer waren – insgesamt war die Richtung ermutigend. Sinnesschulung aktivierte die Geruchs- und Geschmackswahrnehmung von Kindern und verbesserte die Fähigkeit zur Beschreibung von Lebensmitteln[31]. Dass diese Sinnesschulungen bei 8–10 Jährigen zudem eine Auswirkung auf die *Neophobie* der Kinder haben, wurde in einer Studie beobachtet. In einem Schulungsprogramm von zwölf Einheiten à 90 Minuten, in welchem die Schüler u.a. Geschmacksrichtungen verkosteten, Gerüche erkennen sollten, und lernten, dass die Farbe der Nahrung bestimmte Produkterwartungen bei ihnen erzeugt, sank die *Neophobie* der Schüler ab. Die Schüler waren eher bereit, neue Produkte zu kosten als eine Kontrollgruppe, die keine Schulung erhalten hatte. Nach 10 Monaten war dieser Effekt jedoch wieder verschwunden – Übung macht also auch hier den Meister.[32]

Das bedeutet: Sinnesschulungen fördern bei Kindern die Offenheit für Lebensmittel. Um nachhaltig zu sein, das heißt, wirklich neues Verhalten zu verankern, ist aber eine Kurzzeitintervention nicht ausreichend. Allerdings kann die sensibilisierte Phase gezielt genutzt werden, um

Kinder durch mehrfachen Konsum an neue Lebensmittel zu gewöhnen!

Für Erwachsene gibt es ebenso zahlreiche Möglichkeiten, ihre Sinne zu schärfen: Seminare, Aromakästen zum Training der Geruchserkennung und die gezielte Übung der Wahrnehmung zuhause:

- Die angebotenen Seminare zu diesem Thema sind meist lebensmittelspezifisch: Käse, Wein, Honig, Brot & Getreide, Fleisch, Essig, Schokolade sowie Exkursionen zum Entdecken von Wildkräutern. Derartige Seminare fördern (hoffentlich) die sinnliche Wahrnehmung der Teilnehmer. Da mit zunehmendem Alter die Sinnesleistung kontinuierlich (und nicht erst in der zweiten Lebenshälfte!) nachlässt, ist ein bewusster Genuss eine gute Möglichkeit, die Aufmerksamkeit auf das Essen zu erhöhen und somit der verminderten Sinnesleistung entgegen zu wirken. Für alte Menschen könnten Genuss- und Sinnestrainingseinheiten ebenso eine lustvolle Angelegenheit sein – auch bei geringerer Wahrnehmung.
- Verschiedene Hersteller bieten etwa für Weinliebhaber Aromensets, Sammlungen von kleinen Riechfläschchen mit Aromen, zum Training des Geruchsgedächtnisses an. Wiederholtes Riechen an den Geruchsreferenzen kann mittelfristig zu einer besseren Erkennung von Gerüchen durch Erinnerung führen, auch wenn die Aromafläschchen nicht immer sehr typisch für die Beerenfrucht, die Nuss oder den Karamellgeruch sind, den sie darstellen sollen. Das Gehirn, das ja weiß, wie Erdbeeren oder Himbeeren, Wal- oder Haselnüsse riechen, ergänzt den Rest.
- Gezielte Übung Ihrer Wahrnehmung zuhause: Wie oft haben Sie an dem Pfirsich, den Sie verspeisen, zuvor intensiv gerochen? Schnuppern Sie regelmäßig an frischen Lebensmitteln! Sie prägen sich so deren Geruch ein.

Eines ist unbestreitbar: Sinnesschulungen machen Sie nicht jünger. Sie fördern jedoch Ihre Aufmerksamkeit auf das Essen und erhöhen so die

Wahrnehmung. Insofern wirken sie einem altersbedingten Sinnesverlust entgegen.

Ich hab' genug – die Spezifisch Sensorische Sättigung

Spezifisch sensorische Sättigung bedeutet, dass man gegen Lebensmittel, die man soeben verzehrt hat, eine kurzfristige Abneigung entwickelt. Es handelt sich dabei um einen Schutzmechanismus, um nicht ständig das Gleiche zu essen.

Viele Untersuchungen haben jedoch gezeigt, dass die Spezifisch Sensorische Sättigung von Lebensmitteln verschiedenen Bedingungen unterliegt: In einem Chipstest mit sechs verschiedenen Chipssorten wurde Spezifisch Sensorische Sättigung beobachtet, und zwar bei Männern und Frauen im gleichen Ausmaß, und unabhängig vom Alter der Personen innerhalb der (mittleren) Altersgruppe 20–56 Jahre[33].

Wie läuft ein derartiger Test ab? In der genannten Studie mussten die Teilnehmer zu insgesamt sechs Verkostungen kommen. An jedem Verkostungstag wurde eine andere Chipssorte (mit einer anderen Geschmacksrichtung, z.B. Käse, Sauerrahm, ...) abgetestet. An allen Tagen erhielten die Tester zuerst sehr kleine Mengen von zwölf verschiedenen Lebensmitteln (Brot, Müsliriegel, Karotte, Orangensaft, zwei Schokoladenprodukte und den sechs Chipssorten). Die Teilnehmer kosteten die zwölf Produkte und gaben an, wie hungrig sie waren, wie gerne sie die zwölf Produkte jeweils mochten und wie sehr sie Lust hatten, diese jetzt in diesem Moment zu essen. Im Anschluss daran erhielten Sie 80 g von einer der sechs Chipssorten die sie vollständig aufessen mussten. Danach gab es nochmals die zwölf Lebensmittel in kleinen Mengen zu essen und zu bewerten. Zu guter Letzt gab es das Angebot für alle Tester, von allen sechs Chipsvariationen zu essen. Die Testprozedur war an allen Tagen gleich, nur die Chipssorte, von der 80 g gegessen werden musste, wechselte. Bei fast allen Sorten wurde beobachtet, dass immer jene Chipssorte, von der 80 g gegessen werde musste, unmittelbar danach in ihrer Akzeptanz sank.

Heiße Schokolade unterliegt ebenso der Spezifisch Sensorischen Sättigung. Sowohl die Einschätzung, wie gut sie schmeckt (also die sog. sensorische Akzeptanz) als auch die Motivation, (mehr) davon zu trinken, sank nach dem Konsum der Trinkschokolade ab[34].

Interessanterweise tritt bei Brot keine spezifisch sensorische Sättigung auf[35].

Bekannt ist aber auch, dass die Spezifisch sensorische Sättigung altersspezifisch ist. Kinder mögen oft mehrere Tage hintereinander das Gleiche essen – und auch im Alter ist der Effekt stark verringert[36].

Tipp

Im Alter heißt es daher Vorsicht: Da die Spezifisch Sensorische Sättigung nachlässt und uns kein biologischer Mechanismus automatisch alarmiert, abwechslungsreich zu essen, sind wir dazu angehalten, bewusst Abwechslung beim Essen herbei zu führen!
Auch Erwachsene jungen bis mittleren Alters sollten die Spezifisch Sensorische Sättigung nicht ignorieren: Sie beeinflusst nämlich auch, wann wir eine Mahlzeit beenden. Bei einem mehrgängigen Menü oder bei Buffets mit großer Auswahl essen viele trotz Sättigung weiter.

Alleine oder in Gesellschaft essen? – Die Bedeutung des Umfelds

Wie essen Sie lieber – alleine oder mit anderen Personen? Das hängt vermutlich auch von den anderen Personen ab – ob Sie diese kennen, und vor allem, ob Sie diese mögen!

In Österreich gibt es ca. 1,2 Millionen Singlehaushalte[37]. Alleine essen hat somit trotz Gemeinschaftsverpflegung keinen Seltenheitswert, kaum jemand isst alle Mahlzeiten außer Haus. Alleine essen hat aber seine Nebenwirkungen. Viele Studien zeigten, dass Menschen dazu neigen, in Gesellschaft mehr zu essen als alleine. Dieses Wissen mag beim Abnehmen hilfreich sein, für Personen, die tendenziell zu wenig essen, ist es mitunter kritisch. Ein Beispiel dafür sind alte, allein lebende Menschen.

Neben der Verzehrsmenge geht es auch um den Genuss und um die Art der gewählten (gesunden) Produkte. In einer Studie, die mehr als 3000 Menschen im Alter von über 65 Jahren aus 8 EU-Ländern inkludierte, erwiesen sich die Auswahl von beliebten Produkten und Speisen und ein gesundes und abwechslungsreiches Essen, das in einer ansprechenden Umgebung genossen wird, als wichtige Ernährungsziele. Die nette Umgebung erhielt sogar einen etwas höheren Stellenwert als die Gesellschaft anderer Menschen beim Essen[38]. Und für ein entsprechendes Ambiente können Sie auf jeder Altersstufe sorgen.

Wie gesund Sie essen, kann ebenso davon abhängen ob Sie alleine leben oder nicht. Bei alleine lebenden, älteren Männern hängt die Versorgung mit Obst oder Gemüse stark davon ab, ob sie selber kochen oder nicht. Britische Männer, die den Kochlöffel schwingen, fühlen sich zudem gesünder[39]. Sollten Sie ein junger, männlicher Leser sein: Lernen Sie zu Kochen! Jamie Oliver hat Ihnen vorgemacht, wie's geht.

Haben Sie genügend Biss?

Schlechte Zähne können einen großen Einfluss auf die Nahrungsaufnahme haben. Mundhygiene und gesunde Ernährung sind wichtig zur Erhaltung der Zähne. Schon von Kindheit an sollte Vorsorge getragen werden, ihre Zähne möglichst zu erhalten. Daher gibt es mittlerweile zahlreiche Initiativen, die Zahngesundheit bei Kindern zu fördern.

„Altern mit Biss“ bedarf gesunder Zähne. Im Alter treten Schwierigkeiten beim Schneiden, Kauen und Schlucken häufiger auf.

Fazit – das können Sie tun

- Ernähren Sie sich vielseitig und gesund (nach den 10 DGE Regeln). Gesunde Ernährung erlaubt auch dann und wann eine kleine Süßigkeit. Absolute Restriktion fördert nur den Heißhunger.
- Trainieren Sie Ihre sensorische Wahrnehmung, immer wieder!

- Probieren Sie auch mal neue Produkte aus. Mitunter mehr als einmal … man gewöhnt sich an den Geschmack neuer Produkte.
- Sich in jungen Jahren gesund zu ernähren, rentiert sich doppelt. Das Essen, das Sie mit Ihrer Jugend assoziieren, verleiht Ihnen im Alter noch einmal Genuss.
- Gesundheit hat viel mit dem sozialen Umfeld zu tun. Gestalten Sie es!
- Gestalten Sie Ihre Umgebung, das Ambiente beim Essen!
- Vergleichen Sie nach Möglichkeit das Angebot in der Gemeinschaftsverpflegung.
- Da das Bedürfnis nach Abwechslung im Alter nachlässt: Schaffen Sie ganz bewusst Abwechslung.
- Zahnhygiene ist von Kindheit an wichtig.

3. Sinneswandel – Die Welt verändert sich

Hatten Sie selbst schon einmal den Eindruck, dass Sie weniger riechen oder schmecken als früher? Haben Sie irgendwann damit begonnen, Speisen nachzusalzen?

Einmal abgesehen davon, dass zu viel Salz aus gesundheitlichen Gründen nicht empfehlenswert ist[40], müssen wir der Tatsache, dass sich die *sensorische Wahrnehmung* im Laufe des Lebens ändert, wohl ins Auge blicken. Und so wie wir nicht von heute auf morgen erwachsen geworden sind und keinen plötzlichen Sprung von jung zu alt machen, gibt es auch kein exaktes Alter, bei dem die Sinne nachlassen. Es ist vielmehr ein schleichender Prozess, der uns lange Zeit gar nicht oder kaum auffällt – und den wir folglich lange Zeit auch nicht als Beeinträchtigung erleben! Soweit die gute Nachricht!

Nicht jeder Mensch sieht, riecht, schmeckt oder hört im Alter schlechter – es ist der Durchschnitt, der eine reduzierte Sinneswahrnehmung aufweist. Neben der Wahrnehmung lässt auch das *sensorische Gedächtnis*, das Erinnerungsvermögen, nach – etwa an soeben gerochenen Düften.

Studien, über die veränderte Sinneswahrnehmung und das sensorische Gedächtnis, begleiten nicht dieselben Personen von jung bis alt – es würde viel zu lange dauern um dabei zu einer Aussage zu kommen – sondern inkludieren Personen unterschiedlicher Altersstufen zum Vergleich.

Ich seh' ich seh', was Du nicht siehst – Der Sehsinn

Das Auge kann andere Sinne täuschen. Als in einer Studie Weißwein rot gefärbt wurde, erkannten ihn die Versuchsteilnehmer nicht mehr als Weißwein – der Geruch wurde als Rotweingeruch beschrieben[41]. Auch mit anderen Lebensmitteln funktionierte diese Irreführung durch Farbe. Derartige Täuschungen sind jedoch altersabhängig!

Kindergartenkinder im Alter von 3–4 Jahren lassen sich noch kaum von ihren Augen betrügen – sie erkennen auch rot gefärbten Apfelsaft als Apfelsaft. 6–7-jährige Volksschüler haben hingegen bereits gelernt, welche Farbe ein Erdbeerjoghurt hat und welche Geschmacksrichtung für rotes, gelbes oder grünes Joghurt in Frage kommt. Sie lassen sich daher schon von der Farbe beeinflussen und schließen von ihr auf den Geschmack. Wir Erwachsene lassen uns ebenso betrügen, wie das Beispiel Weißwein verdeutlicht. Das Farbsehen nimmt im Alter jedoch ab. Ob sich ältere Menschen folglich weniger optisch beeinflussen lassen, ist noch nicht geklärt.

Die Welt ist Duft – Der Geruchssinn

„Riechen Sie an einem Apfel" – diese Aussage ist unmissverständlich. Oder doch nicht? Würden Sie nun den Apfel vor die Nase halten und daran riechen oder abbeißen? Beides wäre richtig. Denn nicht nur das „pronasale" Riechen durch die Nase beschäftigt den Geruchssinn. Auch der vermeintliche „Apfel-Geschmack" ist bei näherer Betrachtung kein Geschmack, sondern ein „retronasaler" Geruchseindruck. Wenn Sie in einen Apfel beißen, steigen die Aromastoffe des Apfels durch die Mundhöhle zur Nase auf, und Sie riechen ihn. In der Tat schmecken Sie, ob der Apfel sauer oder süß ist – dass es aber ein Apfel und keine Birne ist, das erkennen Sie mit Hilfe des Geruchssinns.

Der Geruchssinn verändert sich im Laufe des Lebens

Zahlreiche Forscher, verteilt über den Erdball, beschäftigten sich mit dem Geruchssinn in Abhängigkeit des jeweiligen Alters.

Das Fazit von der Geschicht'
ist, dass man im Alter weniger riecht!

In einer Untersuchung wurden Personen im Alter von 4–90 Jahren getestet, wie gut sie Gerüche erkennen bzw. sich Gerüche merken können. Aus einem Set von zwanzig Düften erhielt jede Testperson nacheinander zehn Gerüche für jeweils dreißig Sekunden und wurde gebeten, den jeweiligen Geruch zu benennen und sich den Geruch einzuprägen. Nach fünfzehn Minuten Pause erhielten die Tester alle zwanzig Duftproben und mussten angeben, ob es sich um einen „alten“, bereits zuvor gerochenen Duft oder um einen „neuen“ handelte. Wieder sollten sie jeden Duft benennen. Geruchserkennung und Geruchsgedächtnis waren beide altersabhängig: Junge Erwachsene (18–30 Jahre) schnitten am besten ab, ältere Menschen im Alter von 64–90 Jahren am schlechtesten. Da die Geruchsbenennung und Erinnerung an Gerüche anspruchsvolle Aufgaben sind, ist es nicht erstaunlich, dass Kinder im Alter von 4–11 Jahren nicht die beste Altersgruppe war[42].

In Finnland erhielten jüngere (22–36 jährige) und ältere (66–83 jährige) Personen je drei Molkegetränke mit Apfelgeschmack. Zwei der Molken enthielten zusätzlich Vanillearoma, allerdings in unterschiedlichen Mengen. Die Tester kosteten die drei Getränke und beurteilten die Intensität des Vanillegeruchs und Vanillegeschmacks. Die jüngeren waren im Geruch, nicht aber im Geschmack sensibler als die älteren Teilnehmer (siehe Tab. 2): Sie fanden zwischen allen drei Molken deutliche Unterschiede, während die Älteren nur zwischen der Apfelmolke ohne Vanille und jener mit der höheren Vanilledosis einen signifikanten Unterschied empfanden.[43]

	kein Vanille-zusatz	**geringe Menge Vanillezusatz**	**größere Menge Vanillezusatz**
Jüngere	3,2	4,3	6,3
Ältere	3,2	4	4,8

1= gar nicht, 9=sehr stark nach Vanille

Tabelle 2: Empfundene Intensität des Vanillegeruchs von Apfelmolke mit/ohne Vanillezusatz.

Genuss-Tipp

Zum Genuss der Vielfalt unserer Lebensmittel, lohnt es sich ein ganzes Leben lang den Geschmack gezielt zu schulen. Apfel ist nicht gleich Apfel: Haben Sie schon einmal einen „Kronprinz Rudolph" vernascht? Oder Kardamom statt Zimt im Apfelmus?

In einer anderen finnischen Studie wurden jüngere (20–35 Jährige) und ältere (65–82 Jährige) Personen getestet, wie gut sie im Riechen, Schmecken und in der Wahrnehmung von Kälte und von Schärfe sind. Beim Geruchstest erhielten die Teilnehmer Sets aus jeweils vier Fläschchen, wovon nur eines einen Geruch enthielt, und mussten das Fläschchen mit Geruch herausfinden (= Detektion). Anschließend sollten sie aus einer Liste mit ebenfalls vier Möglichkeiten auswählen, um welchen Geruch es sich handelte (= Identifikation). Die Jungen waren im Durchschnitt besser beim Geruchstest als die Älteren (siehe Tab. 3). In der Gruppe der Älteren war jedoch die Bandbreite sehr groß, und es gab einige Ältere, die im Riechen ebenso gut waren wie die Jungen[44].

	Detektion aus 16	Identifikation aus 16
Jüngere	15,9	14
Ältere	15,1	11

Tabelle 3: Anzahl der richtigen Antworten beim Geruchstest (maximal 16)

Auch zwei holländische Studien belegen, dass Jüngere offensichtlich im Durchschnitt tatsachlich den „besseren Riecher" haben. Sie identifizierten aus einer Liste mit vier Beschreibungen öfter, um welchen Geruch es sich handelte[45,46].

Ganz klar zeigt sich also: Die Geruchsleistung nimmt mit dem Alter ab![46] Zu den „Älteren" zählen allerdings auch schon 45–65 Jährigen. Das belegt einmal mehr, dass das „Altern" in Bezug auf die Sinne nicht erst mit Pensionseintritt stattfindet. Beobachten Sie sich doch selbst oder konzentrieren Sie sich einmal einen ganzen Tag bewusst auf die Welt der Düfte.

Geruchsgedächtnis – wie ein Elefant?

In den USA stellten sich 231 Nichtraucher im Alter von 10–68 Jahren einem Geruchs-Gedächtnistest. Die Personen erhielten zwölf Sets aus je fünf Proben: eine „Referenzprobe", die sie zuerst zu riechen bekamen und sich merken sollten, und dann – mit kurzem zeitlichen Abstand – vier unterschiedliche Proben, darunter nochmals die Referenzprobe (siehe Tab. 4). Die Teilnehmer wurden gebeten, die Referenzprobe aus den vier Proben zu erkennen. Durch den kurzen zeitlichen Abstand konnte herausgefunden werden, ob sich Personen an den Geruch erinnern. Das Ergebnis: Im Alter wurde das Geruchsgedächtnis bei Männern und bei Frauen schlechter[47] (siehe auch Tab. 4).

Das Riechen selbst und das Geruchsgedächtnis verändern sich deutlich mit zunehmendem Alter, wobei es große individuelle Unterschiede gibt. Wenn man bedenkt, dass Gerüche uns tagtäglich begleiten – der Duft des Partners, einer Blumenwiese im Sommer oder der Reisigduft im Winter – wird die Bedeutung der Düfte auch über das Essen hinaus offensichtlich. Stellen Sie sich eine Welt ohne Gerüche vor ...

Alles Geschmacksache?

Der Geschmackssinn vermittelt uns im Vergleich zum Geruchssinn nur wenige Eindrücke – die Grundgeschmacksarten süß, sauer, salzig, bitter und umami.

Was ist Geschmack

Unsere Zunge, aber vereinzelt auch der Gaumen, Kehldeckel und die hintere Rachenwand, sind Träger verschiedener Papillenarten. Diese Papillen enthalten Geschmacksknospen: pilzförmige „Pilzpapillen" enthalten nur 3–4 Geschmacksknospen, „Blätterpapillen" ca. 50 und „Wallpapillen" über 100. Nur die „Fadenpapillen" haben keine Geschmacksknospen, sondern rauen die Zungenoberfläche auf. Die Geschmacksknospen enthalten Geschmacksrezeptorzellen für die fünf Grundgeschmacksarten süß, sauer, salzig, bitter und umami. Umami bezeichnet den Geschmackseindruck proteinreicher Lebensmittel und bedeutet auf japanisch auch „köstlich". Bei Ratten und

Set	Referenz	Probe 1	Probe 2	Probe 3	Probe 4
1	Rose	Banane/ Birne	Erdnuss	Rose	Pfefferminze
2	Pfefferminze	Rose	Pfefferminze	Banane/ Birne	Erdnuss
3	Erdnuss	Banane/ Birne	Rose	Pfefferminze	Erdnuss
4	Banane/Birne	Banane/ Birne	Erdnuss	Banane/ Birne	Pfefferminze
5	Pfefferminze	Pfefferminze	Banane/ Birne	Rose	Erdnuss
6	Rose	Banane/ Birne	Rose	Erdnuss	Pfefferminze
7	Erdnuss	Pfefferminze	Banane/ Birne	Erdnuss	Rose
8	Banane/Birne	Erdnuss	Pfefferminze	Banane/ Birne	Rose
9	Pfefferminze	Rose	Banane/ Birne	Erdnuss	Pfefferminze
10	Rose	Rose	Pfefferminze	Banane/ Birne	Erdnuss
11	Banane/Birne	Erdnuss	Rose	Pfefferminze	Banane/ Birne
12	Erdnuss	Banane/ Birne	Erdnuss	Pfefferminze	Rose

Tabelle 4: Geruchsgedächtnistest [47]

Mäusen wurde vor wenigen Jahren ein Geschmacksrezeptor für Fett entdeckt, beim Menschen konnte dieser aber noch nicht nachgewiesen werden.
Wie kommt es nun zum Geschmackseindruck? Sehen wir uns das Beispiel Zucker an: Zucker oder auch andere süß schmeckende Stoffe binden an bestimmte Teile des Geschmacksrezeptors für süß an der Außenseite der Sinneszelle, ähnlich eines Schlüssel-Schloss Mechanismus. Dadurch wird der Süßrezeptor aktiviert und es werden biochemische Prozesse in der Zelle in Gang gesetzt. Letztlich kommt es zu einer Nervenreizleitung zum Gehirn ... und wir schmecken süß.

Altersprozesse führen zu einer verminderten Erneuerung der Sinneszellen. Je älter wir werden, über desto weniger Sinneszellen verfügen wir also. Es darf somit nicht verwundern, dass die Fähigkeit zu schmecken im Laufe des Lebens nachlässt. Auch hier gibt es große Unterschiede zwischen Personen – manche Personen zeigen kaum Veränderungen, während andere sehr hohe Sinnesverluste aufweisen. Weiters tragen (regelmäßig eingenommene) Medikamente sehr häufig zu einem veränderten Geschmacksempfinden bei.

Auch verschiedene Geschmackstests, die in Finnland und Holland mit süßen, sauren, salzigen und bitteren Geschmackslösungen durchgeführt wurden, belegen, dass Jüngere beim Erkennen der verschiedenen Geschmacksrichtungen im Durchschnitt eindeutig besser abschneiden als Ältere.[48] Das Geschmacksempfinden für salzig und umami scheint am stärksten abzunehmen, ein Grund für das häufigere Nachsalzen von Speisen im Alter.

Nun enthält unser Essen selten nur einen einzigen Geschmackseindruck, sondern oft mehrere zugleich – eine Mandarine ist beispielsweise süß und sauer zugleich, wie auch viele andere Früchte. Geschmackseindrücke wie süß und sauer können sich gegenseitig verringern, ein Phänomen, das im Fachjargon *„mixture suppression"* – Unterdrückung in der Mischung – genannt wird. Wenn Sie in ein Glas Wasser eine Zitrone pressen, so schmeckt das Zitronenwasser sauer. Geben Sie nun einen Würfel Zucker dazu, empfinden Sie es als weniger sauer – obwohl gleich viel Zitronensaft enthalten ist. Das ist auch der Grund, warum klassische Limonaden, die viel Zucker, aber auch Säure enthalten, in ihrem Zuckergehalt oftmals unterschätzt werden!

Knackiger Apfel oder Apfelmus – die Textur der Speisen

Mögen ältere Menschen nur Brei, und beißen alle Jüngeren freudig? Natürlich nicht – Brei und Pudding sind auch bei Jungen beliebt, und Ältere haben durchaus gerne etwas zum Kauen.

Es gibt unzählige Möglichkeiten Speisen auf köstliche Art zuzubereiten. Dennoch werden Obst und Gemüse gerade in der Gemeinschaftsverpflegung für Ältere oft matschig-weich angeboten. Vermutlich steckt hier der Gedanke dahinter, dass ältere Personen nicht mehr so gut kauen können. In Finnland und Großbritannien wurde daher ein Experiment durchgeführt, bei dem Personen im Alter über 60 Jahre sowie „Jüngere" 23–41-Jährige Karotten roh, unterschiedlich lange gekocht, püriert, getrocknet, unterschiedlich dick geschnitten, gefroren, grob oder fein gerieben sowie aufgetaute Babykarotten erhielten. Die Karotten waren unterschiedlich hart, fasrig, feucht. Alle fanden die Karotten als schwer zu essen, wenn diese länger gekaut werden mussten und hart, knusprig oder fasrig waren. Die jüngere Gruppe bevorzugte zwar härtere und knusprigere Karotten, breiige Konsistenz wurden aber auch von den über 60-Jährigen nicht bevorzugt[49]. Dies sollten sich auch viele Küchenchefs in Pensionistenheimen oder bei mobilen Essdiensten zu Herzen nehmen.

Ganz eindeutig sind sich auch alle, bei der Beurteilung, welche Früchte und Gemüse leicht oder schwierig zu essen sind. Argumente für „Schwer zu essen" sind vor allem Schale, Kerne, harte und fasrige Textur. Das zeigt, dass es nicht nur um Schwierigkeiten beim Kauen geht, sondern auch um den Aufwand, eine Frucht konsumfertig vorzubereiten[50].

Das bedeutet, dass wir manche Dinge einfach nicht gern essen, nur weil sie etwas komplizierter in der Vorbereitung sind. Überlegen Sie selbst: Welches Obst essen Sie am liebsten? Und lassen Sie sich von manchen Speisen abhalten, weil Sie erst minutenlang schälen und schneiden müssten? Beobachten Sie einmal, ob Sie stattdessen vielleicht zu handlichen Snacks greifen?

Verändern sich mit der Sinnesleistung auch unsere Vorlieben?

Die Sinnesleistung nimmt also im Alter ab – aber haben ältere Menschen deshalb automatisch eine Vorliebe für intensivere Produkte? Ist es also notwendig, alles stärker zu würzen, damit das Essen auch Seniorinnen und Senioren weiterhin gut schmeckt und nicht alles nur wie Einheitskost empfunden wird? Forscher gehen dieser Frage schon mehr als zehn Jahre nach – jedoch mit unterschiedlichen Resultaten.

So zeigte zum Beispiel ein Versuch in Belgien mit Suppe, Joghurt und Quorn (ein Fleischersatzprodukt) versetzt mit unterschiedlichen Aromastoffkonzentrationen, dass die jüngeren Studienteilnehmer im Alter von 20–30 Jahren die weniger intensiven Produkte bevorzugten, während die Älteren die stärker aromatisierten Lebensmittel an erste Stelle reihten.[51] Bei Joghurt artigen, fermentierten Produkten aus Haferkleie, die unterschiedlich stark aromatisiert wurden, bevorzugten dagegen sowohl ältere als auch jüngere Finnen die weniger intensiven Varianten[52].

Gerade in Seniorenheimen wäre es wesentlich auf individuelle Vorlieben Rücksicht zu nehmen. In einer 16-wöchigen Studie in einem Seniorenheim wurden vier verschiedene pulverisierte Geschmacksverstärker (Flavours nach Huhn, Rinderbrühe, Truthahn und Zitronenbutter – Letzterer für Fisch) über das gekochte Essen von 36 Insassen gestreut, eine Kontrollgruppe aus 31 Insassen erhielt dieselben Mahlzeiten ohne Zusatz. Die Teilnehmer waren alle über 65 Jahre alt. Insgesamt sank die Nahrungsaufnahme bei der Kontrollgruppe (also der ohne Geschmacksverstärker) im Laufe der 16 Wochen ab, nicht hingegen in der Geschmacksverstärkergruppe. Bei den gekochten Mahlzeiten steigerte die Geschmacksverstärkergruppe im Gegensatz zur Kontrollgruppe sogar ihre Nahrungsaufnahme.[53]

Helfen unsere Sinne uns beim Jung bleiben?

Auch wenn die Werbeindustrie uns das täglich glauben machen will: Jung bleiben funktioniert nicht durch Einnahme einer täglichen Pille. Die Sinne jung halten auch nicht. Ihre Sinneswahrnehmung hängt zwar maßgeblich von Ihrer Sensibilität ab, die Wiedererkennung verschiedener Sinneseindrücken ist jedoch trainierbar. Und dafür können Sie sehr viel tun:

- Trainieren Sie gezielt Ihr sensorisches Gedächtnis!

Riechen Sie gelegentlich ganz bewusst an einem Apfel oder einer Marille, an unterschiedlichen, frischen Kräutern. Prägen Sie sich deren Gerüche ein. Auch regelmäßiges Riechen an Geruchsreferenzen (Aromen in kleinen Fläschchen angeboten) kann mittelfristig zu einer besseren Erkennung von Gerüchen durch Erinnerung führen.

- Genießen Sie ganz bewusst – dann nehmen Sie ohnehin schon mehr als üblich wahr!

Langsam essen, bewusst den Geruch, Geschmack, das Mundgefühl, den Nachgeschmack einer Speise wahrnehmen. Wenn Sie so essen, erhöhen Sie Ihre Sinneswahrnehmung beim Essen deutlich – und kompensieren damit manchen altersbedingten Verlust!

- Achten Sie auf ausreichende Zinkversorgung!

Schwerer Zinkmangel resultiert in einer reduzierten Geschmackswahrnehmung und Appetitlosigkeit. Zinkreiche Lebensmittel sind Käse, Fleisch und Vollkorngetreide (Hafer, Roggen, Weizen).

4. Leibesmitte – in Form von Apfel, Birne oder Quitte

Idealbilder variieren in Abhängigkeit vom Zeitalter, der Kultur und ihrer Umwelt. Galten einst mollige Damen und blasse hagere Herren als vollkommen, so sind es heute magere Laufstegmodels und Männer mit gut trainiertem Sixpack, mit welchen man Erfolg und Leistungsstärke verbindet. Die Spannbreite in der Bevölkerung ist weit und reicht von Magersüchtigen auf der einen Seite bis hin zu stark Übergewichtigen auf der anderen Seite.

Doch wie hoch ist Ihr ideales Körpergewicht tatsächlich, und wie ändert es sich im Laufe des Lebens? Da nicht nur Ihr Körpergewicht, sondern v. a. der Körperfettanteil eine Rolle spielt, zeigen wir Ihnen Methoden zur Messung des Körperfettanteils – und Sie erhalten Tipps, mit welchen Aktivitäten Sie Ihren Energieverbrauch steigern können, um unnötige Fettpölsterchen erst gar nicht entstehen zu lassen.

Wie kann ich MEIN Ideal finden?

Die Anzeige auf der Waage alleine sagt nichts über das körperliche Wohlbefinden aus. Es berücksichtigt weder Alter, Geschlecht noch, wie der Körper zusammengesetzt ist.

Als einfachstes Maß für die Beurteilung seines Körpergewichts gilt der Body Mass Index (BMI). Er kann wie folgt berechnet werden:

BMI = Körpergewicht in kg/(Körpergröße in m × Körpergröße in m)

Wiegt eine Frau z. B. 64 kg bei einer Körpergröße von 1,68 m errechnet sich ihr BMI wie folgt: 64 : (1,68 × 1,68) = 64 : 2,82 = 22,7 kg/m^2

Für Kinder und Jugendliche gelten zur Beurteilung ihres Körpergewichts andere Kriterien als für Erwachsene, nämlich sogenannte BMI Perzentilenkurven. Sie sind dem jeweiligen Geschlecht und Alter angepasst und berücksichtigen ihr Wachstum.

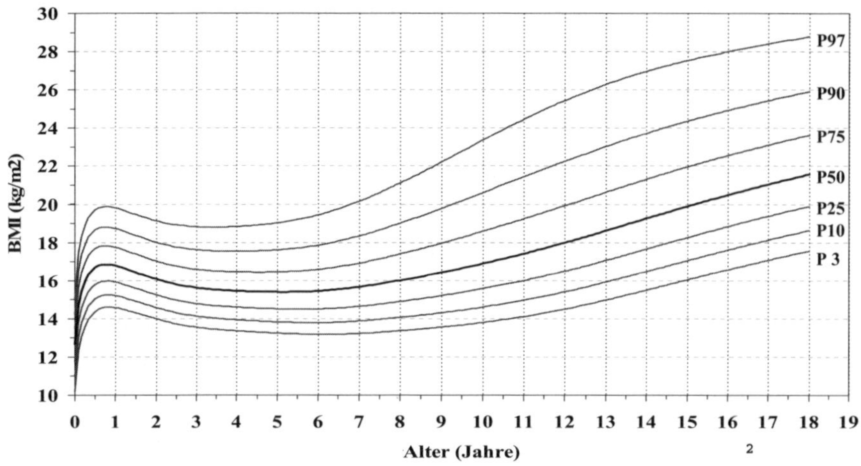

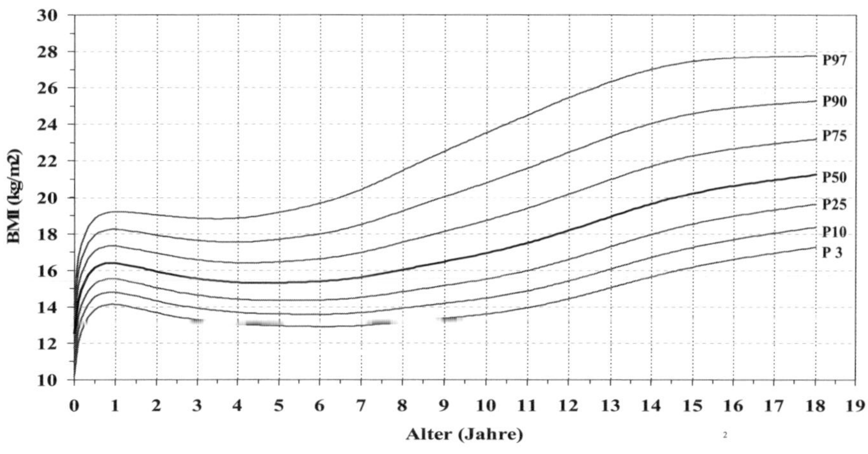

Abbildung 4: BMI-Perzentilenkurven zur Beurteilung des Körpergewichts vor Kindern und Jugendlichen[54]

Erwachsene können anhand nachfolgender Tabelle ihr Körpergewicht beurteilen:

Klassifizierung	**BMI (kg/m^2)**
Untergewicht	< 18.50
Starkes Untergewicht	< 16.00
Moderates Untergewicht	16.00–16.99
Untergewicht	17.00–18.49
Normalgewicht	18.50–24.99
Übergewicht	≥ 25.00
Leichtes Übergewicht	25.00–29.99
Adipositas	≥ 30.00
Adipositas Grad I	30.00–34.99
Adipositas Grad II	35.00–39.99
Adipositas Grad III	≥ 40.00

Tabelle 5: BMI Klassifizierung für Erwachsene (Adaptiert nach WHO 2004)[55]

Gesunde Senioren haben meist einen guten Ernährungszustand und neigen bis zum 65. Lebensjahr zu Übergewicht.

Mit zunehmendem Alter verschiebt sich die Tendenz nach unten und Untergewicht beziehungsweise Mangelernährung werden zunehmend zum Problem.

Da bei älteren Menschen das Mortalitätsrisiko (die Sterberate) bei Untergewicht größer ist als bei leichtem Übergewicht[56], gelten ab dem 75. Lebensjahr andere Grenzwerte zur Beurteilung des BMI. Ein BMI zwischen 24 und 29 kg/m^2 sollte für ältere Personen kein Anstoß für eine Gewichtsreduktion sein, sondern gilt als normal. Leichtes Übergewicht stellt größere Reserven an Energie und Nährstoffen für spezielle Situationen sicher[57].

BMI-Werte über 29 kg/m^2 sind aber auch im Alter mit einem erhöhten Risiko für Herz-Kreislauferkrankungen und anderen chronischen Krankheiten, wie Diabetes mellitus Typ-2 verbunden und sollten jedenfalls reduziert werden[58].

Klassifizierung	BMI (kg/m^2)
Untergewicht	< 20
Risiko für Untergewicht	20–23,9
Normalgewicht	24–29
Leichtes Übergewicht	29,1–34,9
Adipositas Grad I	35–40
Adipositas Grad II	> 40

Tabelle 6: BMI Klassifizierung für Senioren[59]

Die Beziehung zwischen Todesrate und Körpergewicht ist U-förmig, das heißt sowohl Unter- als auch Übergewicht stellen ein erhöhtes Risiko für Krankheiten und mögliche Todesfolgen dar[60]. (Siehe Abb. 5.)

Übergewicht erhöht das Risiko für die Entwicklung verschiedener Krebsarten, wie Brust-, Uterus-, Dickdarm- und Prostatakrebs, Herz-Kreislauferkrankungen und andere chronische Krankheiten. Ebenso steigt das Risiko für Probleme des Stützapparates – Rücken- und Gelenksschmerzen treten häufiger auf (siehe Kapitel „III. Ernährungsabhängige Krankheiten“, S. 87).

Durch eine genaue Untersuchung der Körperzusammensetzung (des Anteils an Körperfett und magerer Körpermasse am Körpergewicht) kann man sein persönliches, gesundes Körpergewicht besser beurteilen.

Während das Gesamtkörperwasser beim Säugling noch über 80% des Körpergewichts ausmacht, sinkt dieses im Erwachsenenalter auf etwa 60% und bei älteren Menschen auf bis zu 45–50% ab. In der aktiven Lebensphase weist der Körper einer Frau im Durchschnitt eine Fett-

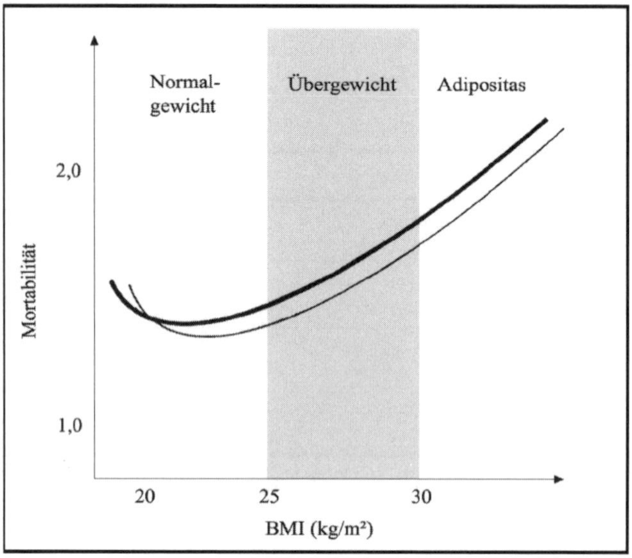

Abbildung 5: Beziehungskurve zwischen Körpergewicht und Sterblichkeit (Mortalität). Quelle: modifiziert nach Chapman 2006[60]

masse von 25 %, der junger Männer von 15 % auf. Im Alter steigt dieser Anteil an, während die Magermasse v. a. durch den Verlust an Muskelgewebe stetig abnimmt.

		% Körperfett – Frau		
Alter	**Excellent**	**Gut**	**Verbessern**	**Unbedingt verbessern**
20–29	18–22	22–26	26–30	> 30
30–39	20–24	24–28	28–31	> 31
40–49	23–27	27–31	31–25	> 35
50–59	27–30	30–33	33–36	> 36
> 60	28–31	31–34	34–38	> 38

% Körperfett – Mann				
Alter	Excellent	Gut	Verbessern	Unbedingt verbessern
20–29	11–17	17–21	21–25	> 25
30–39	14–20	20–23	23–26	> 26
40–49	17–22	22–25	25–28	> 28
50–59	20–23	23–26	26–29	> 29
> 60	20–23	23–26	26–30	> 30

Tabelle 7: Alters- und Geschlechtsspezifische Beurteilung des Körperfettanteils

Die Skelettmuskulatur und Muskelstärke erreicht ihren Höhepunkt zwischen dem 20. und 35. Lebensjahr. Danach beträgt der Verlust an Muskelmasse etwa 3 bis 8 % pro Dekade[61]. Ursachen für die Abnahme der Magermasse sind verminderte körperliche Betätigung, reduzierte Ausschüttung von Wachstumshormonen, rückläufige Aktivität der Geschlechtshormone und thermische Effekte der Nahrung.

Unter dem thermischen Effekt der Nahrung versteht man den Energieaufwand, den der Körper für die Verdauung der Nahrung benötigt.

Zudem verändert sich mit den Jahren die Verteilung des Körperfetts: Das Bauchfett nimmt zu und das Unterhautfettgewebe vermindert sich. Diese Veränderung ist mit einer erhöhten Insulinresistenz und damit mit einem erhöhten Risiko für Diabetes mellitus verbunden.

Die unterschiedliche Fettverteilung ist nicht nur eine Frage von Schönheit: Eine weibliche, *gynoide* Fettverteilung (auch „Birnentyp" genannt) mit Fettansammlung an Gesäß, Hüften und Oberschenkeln stellt kein höheres Risiko für Herz-Kreislauferkrankungen und das metabolische Syndrom (ein Quartett aus Adipositas, Bluthochdruck, erhöhten Blutfettwerten und einem gestörten Blutzuckerstoffwechsel – siehe Kapitel „7. Metabolisches Syndrom – tödliches Quartett", S. 90) dar. Eine männliche, *androide* Fettverteilung (stammbetonte

Fettverteilung mit Fettansammlung im Bauchbereich, auch „Apfeltyp“ genannt) ist hingegen durch eine größere Stoffwechselaktivität des viszeralen (stammbetonten) Fettanteils mit einem erhöhten Risiko verbunden. Fühlen Sie sich nun aber nicht durch Ihr Geschlecht sicher bzw. verunsichert. Auch Frauen können eine androide Fettverteilung aufweisen und Männer eine gynoide.

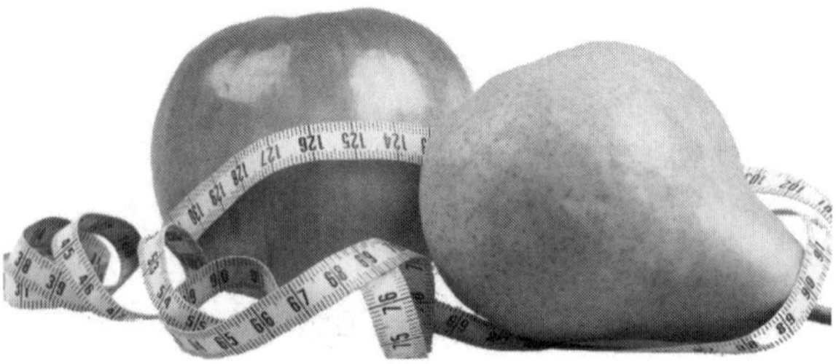

Als Maß für die Fettverteilung gilt die *Waist-to-Hip-Ratio* (WHR; das Verhältnis von Taille zur Hüfte).

Tipp

Ein Maßband ist schnell zur Hand: Messen Sie Ihren Taillenumfang in der Mitte zwischen dem untersten Rippenbogen und der Oberkante des Hüftknochens und Ihren Hüftumfang an der breitesten Stelle der Hüfte.

Wünschenswert sind: WHR < 0,85 bei Frauen und WHR < 1,00 bei Männern.

Noch rascher können Sie Ihr Gesundheitsrisiko durch Messung des Bauchumfangs an der dicksten Stelle des Bauchs abschätzen.

Als normal gilt ein Bauchumfang von weniger als 80 cm bei Frauen und weniger als 94 cm bei Männern. Ist Ihr Wert größer oder gleich 88 cm bei Frauen oder größer als 102 cm bei Männern spricht man von der abdominellen Adipositas. Auch wenn Sie sich gesund und fit fühlen, sollten Sie Ihr Körpergewicht dann unbedingt bald in einen gesunden Bereich bringen, um ernsthafte Erkrankungen zu vermeiden. [62]

Einfache Methoden zur Messung der Körperzusammensetzung

Es zahlt sich in jedem Fall aus, einmal eine Messung durchführen zu lassen. Sie erhalten hier genaue Auskünfte über die Zusammensetzung Ihres Körpers und können so ganz gezielt Maßnahmen ergreifen. Zum Beispiel, ob Sie bei geplanter Gewichtsreduktion auch wirklich Fettmasse und nicht Muskelmasse verlieren[63].

Anthropometrie – die Maße des menschlichen Körpers

Mit Hilfe eines Calipers (Messzange) werden Hautfaltendicken an definierten Körperstellen wie Bizeps und Trizeps sowie unterhalb des Schulterblattes und am Oberrand des Beckenknochens gemessen. Aus der Dicke der Hautfalten kann mittels Formeln auf den Körperfettanteil gerechnet werden.

Infrarot-Interaktanz – Messen mit Hilfe des Lichts

Diese Methode nutzt ungefährliches Infrarot-Licht, um mit einer Sonde auf dem Bizeps des dominanten Arms (rechter Arm bei Rechtshändern, linker Arm bei Linkshändern) den prozentualen Gesamt-Körperfettanteil zu messen.

Bioelektrische Impedanzanalyse – Messen mit elektrischen Impulsen

Die bioelektrische Impedanzanalyse (BIA) ist eine quantitative und doch relativ einfache Methode, den Anteil an fettfreier Körpermasse und Körperfett festzustellen. Das Messprinzip beruht auf der unterschiedlichen elektrischen Leitfähigkeit von Fett und fettfreier Körpermasse. Elektroden, die an Händen und Füßen befestigt werden, messen mit elektrischen Impulsen, die man nicht spürt, unterschiedliche Widerstände. Das Ergebnis gibt Auskunft darüber, wie viel Prozent des Körpers fettfreie Masse ist.

Körperfettwaagen – die Wahrheit der Selbstmessung

Mittlerweile gibt es Körperfettwaagen, welche die Fettmasse nach gleichem Prinzip wie die BIA, allerdings mit geringerer Genauigkeit messen. Doch um ein bisschen Selbstkontrolle zu betreiben ist dies eine gute Methode, die zeitliche Entwicklung der Körperzusammensetzung zu verfolgen.

Was der Körper braucht …

Weil Fettgewebe verglichen mit Muskelmasse weniger Energie verbraucht, hat die Veränderung der Körperzusammensetzung mit zunehmendem Alter Konsequenzen – der Grundumsatz sinkt um ca. 3 % pro Dekade, das entspricht etwa 50 kcal/10 Jahren[64].

Energiebedarf beim Nichts tun – der Grundumsatz

Der Grundumsatz ist die Energiemenge, die wir brauchen, um unsere Körperfunktionen im Zustand vollständig entspannter körperlicher Ruhe aufrechtzuerhalten. Ein geringerer Grundumsatz senkt den täglichen Energiebedarf.

Sie können ihren Grundumsatz ganz einfach berechnen:
Grundumsatz = 1 kcal/kg Körpergewicht/Stunde für Männer
Grundumsatz = 0,9 kcal/kg Körpergewicht/Stunde für Frauen

Bei einem Körpergewicht von 65 kg errechnet sich der Grundumsatz einer schlanken jungen Frau (35 Jahre) pro Tag wie folgt:

Grundumsatz = 65 x 0,9 x 24 = 1404 kcal

Der Grundumsatz einer schlanken Dame mit 65 Jahren hat schon um etwa 10% abgenommen und beträgt demnach:

Grundumsatz = 65 x 0,8 x 24 = 1248 kcal

Die Ursache des geringeren Grundumsatzes bei Frauen gegenüber Männern liegt im höheren Körperfettanteil (siehe Körperzusammensetzung). Daher ist die Masse der energieverbrauchenden Körperzellen bei gleichem Körpergewicht bei Frauen um etwa 10% geringer.

Bei Übergewichtigen steigt der Fettanteil, nicht aber die Masse der energieverbrauchenden Zellen, daher ist ihr Grundumsatz geringer als 1 bzw. 0,9 kcal /kg Körpergewicht / Stunde.

Zudem kommt hinzu, dass bei Übergewichtigen das Unterhautfettgewebe zunimmt, daher weniger Wärme abgegeben wird und weniger Energie zur Aufrechterhaltung der Körpertemperatur notwendig ist.

Als kleiner Trost: Zum Grundumsatz kommt der Leistungsumsatz, die Energie, welche wir durch körperliche Aktivität verbrauchen, hinzu. Es spielt also eine Rolle, ob Sie im Sitzen arbeiten, oder sich dabei viel bewegen, ob Sie regelmäßig Sport betreiben, viel Hausarbeit verrichten oder im Garten arbeiten.

Energiebedarf beim Tun – der Leistungsumsatz

Der durchschnittliche tägliche Energiebedarf errechnet sich demnach als ein Vielfaches des Grundumsatzes. Mittels der metabolischen Einheit (MET), welche Alter, Geschlecht, Körpergröße und -gewicht berücksichtigt, kann die Steigerung des Energieverbrauchs für bestimmte Leistungen errechnet werden.

Aktivität	MET
Sitzen	1,1
Stehen	1,2
Sitzen herumzappelnd	1,5
Treppensteigen	3,2
Gehen 2 km/h	2,2
Gehen 3 km/h	2,6
Gehen 5 km/h	3,6

Tabelle 8: Metabolische Einheiten für verschiedene körperliche Tätigkeiten

So beträgt der Energieverbrauch einer 65 kg schweren Frau beim Treppensteigen das 3,2-fache ihres Grundumsatzes. Der mittlere Energieverbrauch von Alltagstätigkeiten in Beruf und Freizeit kann nach verschiedenen Schweregraden errechnet werden:

Leicht (z. B. Schreibtischarbeiten): bis zu 1,5 METs
Mittelschwer (z. B. die meisten Arbeiten, welche im Stehen verrichtet werden): bis zu 3,0 METs
Schwere körperliche Arbeit: über 3,0 METs

Zur Berechnung Ihres persönlichen Tagesenergieumsatzes müssen Sie Ihre Tagesaktivitäten analysieren:

Art der Tätigkeit	Dauer	Energieumsatz	Umsatz für x h in kcal
Schlafen	8 h	1 MET = 58,5 kcal/h	58,5 x 8 = 468
Bürotätigkeit	8 h	1,3 MET = 76,1 kcal/h	76,1 x 8 = 608
Aktive Freizeit	1 h	3,6 MET = 210,6 kcal/h	210,6 x 1 = 210,6
Freizeit	7 h	1,5 MET = 87,8 kcal/h	87,8 x 7 = 615
Summe	**24 h**		**1901**

Tabelle 9: Beispiel zur Berechnung des Tagesenergieumsatzes einer jungen Frau

Beispiel

Tagesumsatz einer 65 kg schweren jungen Frau mit überwiegend sitzender Tätigkeit und 1-stündiger aktiver Freizeitgestaltung:
Wir erinnern uns: Grundumsatz = 0,9 kcal/kg Körpergewicht/Stunde für Frauen

((0,9 kcal x 65 kg) x 1 MET) x 8 h + ((0,9 kcal x 65 kg) x 1,3 MET) x 8 h + ((0,9 kcal x 65 kg) x 3,6 MET) x 1 h + ((0,9 kcal x 65 kg) x 1,5 MET) x 7 h = 1901 kcal/Tag

Der errechnete Tagesenergiebedarf der jungen Frau ist also das 1,4-fache ihres Grundumsatzes. Ihr Grundumsatz wäre 1404 kcal/Tag.

PAL – die einfache Berechnung Ihres Energiebedarfs

Das Verhältnis von Tagesenergieumsatz und Grundumsatz wird als „Physical Activty Level" (kurz PAL) definiert, ein Pal von 1,4 ist typisch für Personen mit überwiegend sitzender Tätigkeit.

Der World Cancer Research Fund (WCRF) empfiehlt einen durchschnittlichen PAL über 1,6[65]. Die WHO empfiehlt Erwachsenen jeden Alters sich nahezu täglich 30 Minuten körperlich aktiv zu sein. Zur Prävention von Adipositas sollte man sich täglich 45–60 Minuten körperlich betätigen und nach einem Gewichtsverlust zur Vorbeugung eines erneuten Gewichtsanstieges sind 60–90 Minuten pro Tag [66].

Tipp

Bauen Sie körperliche Aktivitäten in Ihren Alltag mit ein: Treppensteigen statt Lift, ein kleiner Spaziergang vor dem Kaffeehausbesuch, zu Fuß ins Nachbarbüro statt e-mail oder Telefon,...

Zahlreiche Untersuchungen zeigen, dass Erwachsene weniger als eine Stunde pro Tag aktiv sind, was heißt, dass der körperliche Aktivitätsgrad eher bei einem PAL von 1,4 als bei 1,6 liegt[67].

Arbeitsschwere und Freizeitverhalten	PAL	Beispiele
Ausschließlich sitzende oder liegende Tätigkeit	1,2	Alte, gebrechliche Menschen
Ausschließlich sitzende Tätigkeit mit wenig oder keiner anstrengenden Freizeitaktivität	1,4–1,5	Büroangestellte, Feinmechaniker
Sitzende Tätigkeit, zeitweilig auch zusätzlicher Energieaufwand für gehende und stehende Tätigkeiten	1,6–1,7	Laboranten, Kraftfahrer, Studierende, Fließbandarbeiter
Überwiegend gehende und stehende Arbeit	1,8–1,9	Verkäufer, Kellner, Mechaniker, Handwerker
Körperlich anstrengende berufliche Arbeit	2,0–2,4	Bauarbeiter, Landwirte, Waldarbeiter, Bergarbeiter, Leistungssportler

Tabelle 10: PAL-Werte bei unterschiedlichen Berufs- und Freizeitaktivitäten von Erwachsenen[67]

Ihre Devise sollte demnach lauten: „In Form bleiben durch …"

- Regelmäßige körperliche Aktivität als Waffe gegen unschöne und gesundheitsgefährdende Fettpölsterchen.
- Muskel verbrauchen schließlich mehr Energie als Fett; zudem mobilisiert Bewegung den Darm und beschleunigt so die Verdauung.
- Modelmaße sind nicht jedermann/ -frau in die Wiege gelegt – streben Sie Ihr individuelles gesundes Körpergewicht an!
- Ernährung und Bewegung sind in Kombination unschlagbar, um Ihr gesundes Körpergewicht zu erreichen bzw. zu erhalten. Ihr Wohlbefinden und Ihre körperliche und geistige Fitness werden dadurch optimal unterstützt.

5. Reif & schön

Langes Leben gepaart mit ebenso langer Schönheit und Fitness – dieses Geheimnis zu enträtseln ist bisher (noch) keinem Wissenschaftler bis in alle Details gelungen. Die Geheimnisse des Alterns zu erforschen, stellt für die Wissenschaft weiterhin eine faszinierende Herausforderung dar. Die „Attraktivität" des ewigen Jungbrunnens ist ungebrochen.

Tatsächlich beginnt unser Alterungsprozess aber schon mit der Geburt und setzt sich mit jedem Tag fort.

Grund zur Panik vor dem Altern? Nein! Denn jeder Alters- und Lebensabschnitt birgt seine interessanten Seiten. Möglichkeiten, diese Seiten noch mehr herauszustreichen, gibt es viele. Es liegt an jedem Einzelnen, seinen „aktuellen" Lebensabschnitt so lebenswert, aktiv und den persönlichen Bedürfnissen und Leidenschaften entsprechend, zu gestalten.

Im Laufe des Alter(n)s kommt es zu unaufhaltsamen Veränderungen unseres Körpers – sowohl „unsichtbar" weil innerlich als auch sichtbar nach außen wie an Haaren, Haut und der Muskulatur erkennbar.

Wieso und wie altern wir eigentlich und können wir mit speziellen Ernährungsmodifikationen, wie Diäten, Verjüngungskuren oder Pillen das Altern beeinflussen oder sogar „aufhalten"?

Wieso altern wir? – Wann sind Zellen reif für die Pension?

Das ist eine simple Frage mit vielen, komplexen und teilweise noch ungesicherten Antworten. Derzeit weiß die Wissenschaft noch zu wenig über unsere Gene und warum wir altern. Dass das Altern aber ein ganz natürlicher biologischer Prozess ist, der uns unser „ganzes Leben" begleitet, ist gewiss.

Theorien zum Altern gibt es viele (siehe Kapitel „V. Ausblick – Die Grenzen der ewigen Jugend", S. 197). So ist bekannt, dass die Veränderungen unserer Zellen einen wesentlichen Teil des Alterungsprozesses darstellen.

Laut Altersforschern, sogenannten Gerontologen, gilt als gesichert, dass bereits in unserem Erbgut festgelegt ist, wie alt wir maximal werden können. Hierbei ist die Teilung unserer Zellen ein entscheidender Faktor: Um sich zu erneuern, teilen sich Zellen in bestimmten Zeitabständen. In welchen Abständen sich Zellen teilen, ist in den verschiedenen Organen und Geweben unterschiedlich. Die Zellen des Darms und der Blutgefäße sind schon nach einigen Tagen komplett erneuert, während Haut und innere Organe Wochen brauchen, bis alle Zellen rundum erneuert sind.

Die Anzahl an Teilungen scheint genetisch festgelegt zu sein. Forscher gehen davon aus, dass die Enden der DNA nach 2000 Zellteilungen so verkürzt sind, dass die Chromosomen instabil werden und eine korrekte Zellteilung kaum mehr möglich ist. Nach dieser Anzahl von Teilungen sind die Zellen „erschöpft“ und somit können „verbrauchte“ Zellen ab einem gewissen Zeitpunkt nicht mehr erneuert werden. Wir altern also da der „Nachschub“ an neuen Zellen fehlt. Gleichzeitig laufen chemische Prozesse in den Zellen nicht mehr so reibungslos ab.

Als sei dem noch nicht genug, gibt es auch äußere Einflüsse, die nachteilig auf unsere Zellen wirken: UV-Licht, Chemikalien, Zigarettenrauch etc. bewirken, dass die Zellen schneller verbraucht werden.

Eine besondere Rolle bei den schädlichen Einflussfaktoren spielen dabei die Sauerstoff-Radikale. Forscher nehmen an, dass diese aggressiven Substanzen die Zellen und das darin enthaltene, abgespeicherte Erbgut (die DNA) schädigen und so das Altern der Zellen vorantreiben.

Interessanterweise bildet der Körper selbst Sauerstoffradikale: Im Immunsystem sorgen sie dafür, dass Eindringlinge wie Bakterien und Fremdstoffe unschädlich gemacht werden. Auch während der Atmung fallen auf „natürlichem Wege“ Sauerstoffradikale im Organismus an.

Sauerstoffradikale werden aber auch von außen dem Körper „zugeführt“: Rauchen, Alkohol, Ozon (UV-Strahlung bei „Sonnenbädern“), Smog, intensive körperliche und sportliche Belastung sind einige der Quellen, die von außen unseren Körper mit Radikalen belasten.

Der Körper verfügt über zahlreiche Schutzmechanismen, auch „Radikalfänger“ und „Antioxidantien“ genannt, um diese im Körper anfallenden freien Radikale abzufangen. Normalerweise herrscht ein Gleichgewicht zwischen der Bildung von freien Radikalen und deren Inaktivierung durch diese Schutzmechanismen. Zumindest so lange, als über die Nahrung wichtige Antioxidantien wie Vitamin C, Vitamin E und Betacarotin in Form von Obst, Gemüse und Pflanzenölen aufgenommen werden.

Dieses Gleichgewicht kann sich allerdings verschieben, wenn es zu einer Zunahme an „externen“ Radikalen wie z.B. durch Rauchen und Stress kommt. Durch die körpereigenen Schutzmechanismen können dann nicht mehr alle schädlichen Substanzen entschärft werden und Zellen werden vermehrt geschädigt.

Tipp

Raucher brauchen ca. 50% mehr Vitamin C als Nichtraucher.

Die Zellschädigungen durch freie Radikale sind dort am gefährlichsten, wo sich Zellen nicht mehr erneuern wie beispielsweise in der Augenlinse und in Teilen des Gehirns.

Dadurch wäre es zu erklären, dass es mit fortschreitendem Alter zu einer Schwächung des Körpers, zu einem Nachlassen der Merkfähigkeit und der Sehkraft kommt.

Wie alt werden wir?

Altern ist zwar unvermeidlich – die Grenzen des maximalen Alters sind derzeit aber einer lebendigen Diskussion unterworfen.

Tatsächlich hat sich das Durchschnittsalter in den letzten 200 Jahren bedeutend erhöht. Personen, die nach heutigen „Altersmaßstäben" in der blühenden Mitte ihres Lebens stehen (also Anfang 40) galten im 19. Jahrhundert bereits als Greise.

Die mittlere Lebenserwartung erhöht sich regelmäßig und liegt für Mitteleuropäerinnen derzeit bei fast 83 und bei Mitteleuropäern bei etwa 77 Jahren. Es wird angenommen, dass etwa die Hälfte der heute neugeborenen Mädchen ihren 100. Geburtstag erleben wird; jeder zweite Junge, der auf die Welt kommt, kann 95 Jahre alt werden. Forscher sind der Meinung, dass einem Alter von 120 Jahren physiologisch nichts entgegen spricht.

Mit ein Beitrag ist natürlich die immer besser werdende medizinische Versorgung. Die Zahl der „guten" Jahre mit hoher Lebensqualität steigt zwar, trotzdem nimmt als Folge der gestiegenen Lebenserwartung auch die Anzahl an pflegebedürftigen Menschen zu.

Altern ist zwar unvermeidlich; doch unser Lebensstil beeinflusst unser „biologisches Alter" maßgeblich. So wird der Unterschied, warum manche Menschen schon mit 40 sterben und andere noch bei 75 bester Gesundheit sind, etwa durch ein Viertel im menschlichen Erbgut und ein Viertel durch Faktoren wie Kinderkrankheiten oder dem sozialen Status bestimmt. Die Hälfte der Unterschiede könnte einigen Forschern zufolge aber durch den Lebensstil bestimmt sein.

Hierbei spielen mit Sicherheit Sport und regelmäßige Bewegung, die Ernährung und ein ausgeglichener Lebensstil eine große Rolle.

Auf diese Faktoren wird in den Kapiteln „16. Kein Sport ist Mord – Leben und Anti-Ageing ist Bewegung ", S. 190 und „12. Guter Rat ist NICHT teuer! – Einfache Ernährungsempfehlungen", S. 129 eingegangen.

Körperliche Veränderungen – Haut, Haare und Co

Mit zunehmendem Alter verändert sich sowohl unser äußeres Erscheinungsbild als auch die Funktion unserer Organe.

Die Haut, als größtes Organ, wird mit dem Alter trockener, bekommt mehr Falten und Flecken („Altersflecken"). Die Elastizität der Haut nimmt ab und Kollagen und die elastischen Fasern, verantwortlich für glatte Haut, werden im Alter schwächer.

Sonneneinstrahlung spielt bei der Bildung der Falten eine wichtige Rolle: Die UV-Strahlung gilt als eine der Hauptursachen für unerwünschte Veränderungen der Haut. Daneben ist vor allem der Zigarettenrauch eine weitere wichtige Komponente während genetische Faktoren einen geringeren Anteil zu spielen scheinen.

Auch am Ergrauen oder am Schütterwerden des Haares ist das Fortschreiten des Alters an manchen Menschen gut ersichtlich.

Allerdings handelt es sich beim Ergrauen des Haares nicht um einen Farbstoff, der das Haar in der dementsprechenden Farbe erscheinen lässt. Vielmehr sind die Haarfollikel (ein kleiner Sack nahe der Haarwurzel) von Pigmentzellen umgeben, die irgendwann keinen Farbstoff mehr an das Haar abgeben können. Dadurch wirkt nun das pigmentlose Haar, in der Umgebung der „normalfärbigen" Haare, grau. Das Ergrauen ist Veranlagungssache. Bei manchen Personen beginnt dies schon Mitte 30.

Veränderungen bringt das Alter natürlich auch im Bereich der Organe. Diese funktionieren mit zunehmendem Alter nicht mehr so gut wie in der Jugend.

Die Verengung und Verkalkung der Arterien (Arteriosklerose) beeinflusst die Leistung der Organe, da deren Durchblutung beeinträchtigt ist. Betroffen sind vor allem Nieren und Leber, die dadurch ihrer Funktion als Abbau- und Ausscheidungsorgan nicht mehr optimal nachkommen können. Somit werden Stoffwechselabbauprodukte, Medikamente und Giftstoffe nicht mehr im notwendigen Maße ausgeschieden und bleiben im Körper.

Weitere Veränderungen, die mit dem Altersprozess einhergehen, betreffen das Immunsystem und die Sinnesorgane (siehe Kapitel „3. Sinneswandel – Die Welt verändert sich“, S. 40). Die Infektionsanfälligkeit steigt, da nicht mehr so viele Immunzellen gebildet werden. Weiters verändert sich der Sehsinn, die Altersweitsichtigkeit nimmt zu, der Geschmacks- und Geruchssinn nimmt ab und durch die Verschleißerscheinungen bei den Gelenken sowie der Abnahme von Knochen- und Muskelmasse kann es zu Bewegungseinschränkungen kommen.

Wie können wir diese altersbedingten Veränderungen beeinflussen? Sind Diäten ein adäquates Mittel um Schönheit und Schlankheit aufrechtzuerhalten? Im nächsten Abschnitt sollen einige dieser geheimnisumwobenen Mittel und Möglichkeiten und deren Sinnhaftigkeit im „Kampf“ gegen das Alter betrachtet werden.

Das Geheimnis der Schönheit in Diäten & Co

Der Wunsch, lange gesund und vital zu bleiben sowie den Schönheitsidealen unserer Gesellschaft zu entsprechen, ist gerade heute aktueller denn je zuvor.

Denn wer will nicht Zeit seines Lebens vor Vitalität und Gesundheit strotzen, jung und schlank bleiben?

Gibt es effektiv wirkende Schönheits- und Schlankheitskuren, Wundermittel und Wunderdiäten, die das Alter aufhalten oder zumindest hinauszögern können?

Diese Fragen werden zusammen mit den Grundlagen beleuchtet, die zu einem Gewichtsverlust führen, damit Sie selbst über den Sinn/Unsinn von Diäten urteilen können.

Schönheits- und Schlankheitsdiäten – Sinn und Unsinn

Viele Diäten versprechen, durch kurzfristige und oftmals extreme Änderungen der Ernährung die Schönheitsideale unserer Gesellschaft schnell erreichen zu können. Der berühmte „JoJo-Effekt“ stellt dabei eine unerwünschte und ebenso ungesunde Begleiterscheinung dar, über das viele Diätgeplagte ein langes Lied singen können.

Wenn Sie nicht nur rasch für einen besonderen Anlass ein paar Kilo abnehmen möchten, um in ein Ballkleid oder den alten Smoking zu passen, sind Diäten jeglicher Art nur sinnvoll, wenn sie auf eine dauerhafte und langfristige Ernährungsumstellung abzielen und den Empfehlungen für eine ausgewogene Ernährung entsprechen (siehe Kapitel „12. Guter Rat ist NICHT teuer! – Einfache Ernährungsempfehlungen“, S. 129). Weight Watchers oder die Brigitte Diät funktionieren deshalb, weil sie auf eine Veränderung der Ernährungsgewohnheiten abzielen.

Der „JoJo-Effekt" – die negativen Auswirkungen von Crash-Diäten

Der „JoJo-Effekt“ bezeichnet eine Wiederzunahme des Körpergewichtes nach einer Diät und tritt vor allem bei kurzfristigen Diäten, sogenannten „Crash-Diäten“, nach deren Ende als unerwünschte Begleiterscheinung auf. Werden öfters Diäten durchgeführt, kann sich das Körpergewicht wie ein JoJo auf und ab bewegen – im Endeffekt wird sogar das Gegenteil erreicht: eine langfristige Gewichtszunahme, da sich das Körpergewicht immer mehr auf einem höheren Endwert einpendelt als vor den Diäten.

Dem Körper wird dadurch sehr geschadet, denn die Gewichtsschwankungen belasten das Herz-Kreislaufsystem stark. Das „Auf-und-Ab“ des Körpergewichtes fördert Herz-Kreislauferkrankungen sogar stärker als ein moderates aber konstantes Übergewicht an sich.

Woran dies liegt, ist noch Gegenstand wissenschaftlicher Untersuchungen. An Ratten (wohlgemerkt an Ratten!) wurde festgestellt, dass Enzyme, die der Einlagerung von Fett dienen, aktiver sind je öfter die Tiere einer Gewichtsabnahme mit anschließender Gewichtszunahme unterworfen wurden. Ebenso wurde beobachtet, dass in den Fettzellen der Tiere mehr gesättigte Fettsäuren eingelagert wurden – Fettsäuren, die das Risiko für Herzkrankheiten fördern. Daneben scheinen auch

Blutdruck und Blutfettwerte (z.B. der Cholesterinspiegel) unter dem Gewichts-JoJo negativ beeinflusst zu werden.

Die psychische Belastung beim Menschen durch das Gewichts-JoJo ist eine weitere negative Erscheinung: Selbstvorwürfe nehmen zu, das Selbstwertgefühl sinkt je mehr sich die Gewichtsspirale dreht.

Karin ist 45 Jahre alt, Büroangestellte, Mutter von 3 pubertierenden Söhnen, und kämpft seit Jahren gegen ihre überschüssigen Kilos an. Bisher leider ohne Erfolg! Karin hat schon zahlreiche Diäten (wie Reistage, Ananasdiät, Kohlsuppe,...) probiert und anfangs auch tatsächlich abgenommen, Ihr Wunschgewicht hat sie allerdings nicht erreicht und der mühsam erreichte Gewichtsverlust war nicht von langer Dauer – der Jo-Jo Effekt lässt grüßen. Mit dem Versuch über zusätzliche Einschränkungen beim Essen der Gewichtsspirale entgegen zu wirken, steigerte sich aber wiederum nur ihr Heißhunger auf „Verbotenes", auch als „Craving" bezeichnet (siehe Kapitel „2. Angewöhnen – Umgewöhnen ", S. 23). Was kann Karin tun, um Ihr Wunschgewicht zu erreichen und auch zu halten?

Um den JoJo-Effekt mit seinen mitunter schwerwiegenden, gesundheitsbelastenden und frustrierenden Folgen verstehen zu können, ist es vorteilhaft auch über die physiologischen Hintergründe der Gewichtsabnahme und Fettverbrennung Bescheid zu wissen. So lernt man sich auch selbst besser kennen und hat eine Chance, wirklich etwas zu ändern.

Was passiert bei einer Diät? Hintergründe der Fettverbrennung

Das Prinzip jeder Diät ist, dem Körper weniger Energie zuzuführen, als er verbraucht. Dadurch muss dieser von seinen Reserven zehren und ein Gewichtsverlust stellt sich ein.

Zu Beginn einer verringerten Energiezufuhr sind es allerdings nicht die Fettdepots, die als erste abgebaut werden. In der ersten Phase werden die Energiespeicher der Kohlenhydrate, das Glykogen (die Speicherform der Glukose), aus Leber und Muskeln aufgebraucht. Mit dem

Glykogen wird auch viel Wasser und Natrium ausgeschieden – die ersten Kilogramm, die abgebaut werden sind somit kein Fett sondern Wasser!

Sind diese Energiereserven aufgebraucht, muss der Körper zur Aufrechterhaltung seiner Funktionen auf andere Reserven zurückgreifen: das Eiweiß aus den Muskeln. Somit kommt es zu einem Abbau an Muskeln; der Körper verbraucht das darin enthaltene Eiweiß zur Energieversorgung.

Die Muskeln benötigen allerdings relativ viel Energie um ausreichend versorgt zu werden. Dies erklärt, warum sehr durchtrainierte, sportliche Personen einen höheren Grundumsatz haben als gleichgewichtige, weniger trainierte Personen (siehe Kapitel „4. Leibesmitte – in Form von Apfel, Birne oder Quitte “, S. 50).

Durch den Abbau an Muskelmasse sinkt der Grundumsatz somit – dies bedeutet, dass der Körper weniger Energie benötigt, um seine Strukturen (Gewebe und Muskeln) und auch seine Körperfunktionen aufrechtzuerhalten. Die Auswirkungen dessen bekommt man nach der Diät zu spüren.

Eine Nebenerscheinung der verringerten Energiezufuhr ist, dass der Körper beginnt, „auf Sparflamme“ zu fahren, um nicht unnötig Energie zu verbrauchen. Dies spüren wir in Form von Müdigkeit und Schlapp-sein: Der Körper zwingt uns zur Ruhe und spart Energie wo er nur kann. Erst bei einer längeren, reduzierten Kalorienzufuhr stellt der Körper um und baut langsam Fettreserven ab.

Diätdrinks, Formula-Diäten etc. sind meist aufgrund ihrer Einseitigkeit von kurzer Dauer. Nach Ende der kalorienarmen Zeit und der Rückkehr zur „normalen“ Ernährungsweise „stürzt“ sich der Körper regelrecht auf die Inhaltsstoffe der Lebensmittel, die wir zu uns nehmen (inklusive ihrer Energie!). Der Körper hat aus der „Hungerperiode“ gelernt und versucht nun alle neuen Nahrungsmittel noch effektiver zu nützen – sozusagen als „Notfallprogramm“, um weiteren „Hungerperioden“ vorzubeugen … ähnlich einem ausgehungerten

Löwen, wenn er nach langer Zeit wieder ein Wild erlegt. Das Ergebnis ist eine rasche Gewichtszunahme und damit der JoJo-Effekt, wenn bald darauf wieder eine „Crash-Diät" versucht wird.

In dieser „Wiederauffüll-Phase" des Körpers kommt nun auch der bereits erwähnte geringere Grundumsatz zum Tragen: durch die Abnahme an Muskelmasse während der Diät benötigt der Körper weniger Energie, um die Körperfunktionen aufrechtzuerhalten – somit wird ein mehr an Energie nach der Diät im Körper gespeichert – in Form von Fett und zusätzlichen Kilos! Zur Aufrechterhaltung der Muskelmasse im Rahmen einer Gewichtsreduktion ist daher eine entsprechende körperliche Aktivität nötig.

Deshalb hat Karin immer wieder zugenommen und eine Gewichtsreduktion fällt immer schwerer! Auf den Rat einer Ernährungswissenschaftlerin hin stellt Karin ihre Ernährung in kleinen Schritten um, sie verzichtet nicht auf ihre liebsten Gerichte, sondern achtet auf deren kaloriensparende Zubereitung und die richtige Relation auf ihrem Teller. Zusätzlich geht sie 3 mal pro Woche mit Ihren Freundinnen Spazieren.

Bei einer langfristigen Gewichtsabnahme ist die richtige Auswahl an „sättigenden" Nahrungsmittel entscheidend. Dazu gehören viel Vollkornprodukte, Obst und Salate neben der richtigen Wahl an Nahrungsfetten (siehe Kapitel „12. Guter Rat ist NICHT teuer! – Einfache Ernährungsempfehlungen", S. 129)!

„Crash-Diäten" hingegen bedienen sich einer monotonen Ernährungsweise über einen kurzen Zeitraum von ein paar Tagen. Die tägliche Energieaufnahme liegt weit unter dem Bedarf; die Folge ist hauptsächlich ein Wasserverlust, der zwar ein paar Kilogramm purzeln lässt, aber weitreichendere Nebenwirkungen mit sich bringen kann: Kopfschmerzen, Schwindel und Übelkeit (verschärft, wenn gleichzeitig auch wenig getrunken wird).

Idealerweise sollte parallel zu einer Ernährungsumstellung auch die Bewegung gesteigert werden. Neben den positiven Effekten auf die physische und psychische Verfassung leistet regelmäßige Bewegung auch einen wichtigen Beitrag zur Prävention verschiedener altersbedingter Krankheiten wie der Osteoporose (siehe Kapitel „8. Volkskrankheit Osteoporose“, S. 101).

Ganz klar sollte man auch sagen: Lassen Sie sich nicht einreden, dass es quasi ganz von alleine geht, gesund zu leben. Natürlich ist es für viele, die bisher das Couch-Potatoe-Leben vorgezogen haben, anstrengend, mit alten Gewohnheiten zu brechen. Und Sie werden auch viel Konsequenz benötigen. Man sagt, dass es drei Monate dauert, bis aus einer Handlung eine Gewohnheit wird. Nehmen Sie sich also einfach immer den nächsten Tag vor, an dem Sie ganz gezielt etwas umsetzen wollen. Und von diesem Tag, auf den nächsten. Sie werden sehen, die ersten drei Monate sind dann rascher herum, als gedacht und Sie werden nicht nur die ersten Erfolge verbuchen können, sondern auch merken, dass es Ihnen sogar Spaß macht, Ihr Leben umzustellen. Sie werden viele neue Interessen feststellen können, ein völlig neues Körpergefühl entdecken und erkennen, dass es Sie zusätzlich noch fröhlich macht.

Die Kombination zwischen einer langfristigen Umstellung auf eine ausgewogene Mischkost und sportlichen Aktivitäten stellt somit die beste Grundlage für eine langsame aber effektive Gewichtsregulierung … und das Wohlfühlgefühl wird sich einstellen.

Einige Diäten im Visier – der Ernährungsweisheit letzter Schluss?

Diäten gibt es wie Sand am Meer – und immer wieder kommen neue dazu. Oftmals von fragwürdigen „Ernährungsexperten“ empfohlen.

Besonders „Crash-Diäten“ bieten immer wieder Grund zu Hoffnung, dass nun *die* schnelle Diät zur Gewichtsabnahme gefunden wurde. „Schnell“ ist an diesen Diäten zumeist allerdings nur das Wiedererlangen eines schwer erarbeiteten Gewichtsverlustes im Rahmen der Diät (siehe „Jojo-Effekt“).

Prinzipiell sollten Sie sich die Frage stellen, was Sie mit einer Diät eigentlich erreichen wollen. Möchten Sie schlank, agil, gesund und ju-

gendlich sein? Denken Sie wirklich, das lässt sich mit einer Drei-Wochen-Diät erreichen?

Einige dieser Diäten wollen wir nun genauer unter die ernährungstechnische Lupe nehmen.

Formula-Diäten – Teure Geschmackspackerl

Mit Hilfe von Formula-Diäten in Form von Fertigdrinks oder Nährstoffpulver soll eine Gewichtsreduktion erreicht werden. Die Energiezufuhr und die notwendigen Nährstoffe sind für die Tagesrationen genau berechnet und festgelegt. Die Produkte ersetzen großteils normale Mahlzeiten und sind in verschiedenen Geschmacksrichtungen erhältlich (vom Frucht- über den Vanille bis zum Capuccinogeschmack). Sollte eine derartige Diätform gewählt werden, ist unbedingt auf eine ausreichende Flüssigkeitszufuhr zu achten!

All diesen Diät-Produkten ist gleich, dass sie nicht auf eine langfristige Ernährungsumstellung ausgerichtet sind. Die kostspieligen Produkte zielen auf eine kurzfristige und radikale Gewichtsabnahme ab. Der JoJo-Effekt tritt häufig auf, da nach dem Ende der Diät gegessen wird wie vor der Diät.

Bei extremem Übergewicht kann zu Beginn einer Diät – als Motivationskick sozusagen – die Einnahme einer Formula-Diät sinnvoll sein. Allerdings nur unter medizinischer Aufsicht und mit dem Ziel einer langfristigen Ernährungs- und Lebensumstellung.

Mono-Diäten: Ananas, Apfel, Mayo und Co – Hände weg!

Mono-Diäten sind – wie schon der Name vermuten lässt – sehr einseitig und zielen nicht auf eine langfristige Ernährungsumstellung ab.

Bei der Ananas-Diät werden nur Ananas und daraus hergestellte Säfte konsumiert. Sie ist somit sehr simple – das ist aber auch schon der einzige „positive“ Aspekt.

Das Geheimnis der Ananas und ihrer Diät mit damit verbundenem angeblichen Gewichtsverlust soll auf den in ihr enthaltenen Enzymen beruhen. Dies ist aus ernährungswissenschaftlicher Sicht allerdings nicht erwiesen. Der (eventuell) eintretende Gewichtsverlust ist aber auf einen Flüssigkeits- und nicht auf einem Fettverlust, und auch nicht auf die wundersame, alleinige Wirkung des Enzyms Bromelain zurückzuführen. Ananas ist als Frucht durchaus willkommen, als nahezu alleiniger Bestandteil einer einseitigen Crash-Diät ist sie jedoch fehlplaziert.

Die Apfeldiät wiederum setzt sich vor allem aus Äpfeln, fettarmem Joghurt und Topfen zusammen.

Äpfel sollten im Speiseplan nicht fehlen; als wichtige Komponente der „5-am-Tag"-Empfehlung (siehe Kapitel „12. Guter Rat ist NICHT teuer! – Einfache Ernährungsempfehlungen", S. 129). Doch als Hauptbestandteil einer einseitigen Apfel-Diät sind sie nicht gedacht.

Bei der Mayo-Diät werden vor allem eiweißreiche Lebensmittel empfohlen: bis zu vier Eier am Tag bilden eine Hauptkomponente, daneben sind Fleisch, Fisch, Obst, Gemüse und Milchprodukte erlaubt. Kohlenhydratreiche Lebensmittel wie Nudeln, Reis, Brot etc. sollen im Rahmen der Mayo-Diät gemieden werden.

Die eiweißreiche Kost belastet vor allem die Ausscheidungsorgane (Nieren, Personen mit Nierenproblemen und ältere Menschen mit eingeschränkter Nierenfunktion sollten diese Diät nicht durchführen) durch die erhöhten Abbauprodukte des Eiweißstoffwechsels (wie Harnstoff, Harnsäure mit Gichtgefahr etc.) – eine langfristige Gewichtsabnahme wird aufgrund der täglich relativ hohen Kalorienzufuhr kaum erreicht. Als Diät kann die Mayo-Kur nicht empfohlen werden.

Aus ernährungswissenschaftlicher Sicht sind diese Mono- bzw. Crash-Diäten abzulehnen. Auf die Bedeutung von Bewegung und sportlichen Aktivitäten während der Diäten wird selten eingegangen.

Trennen nach Hay

Die Haysche Trennkost, nach ihrem Begründer Howard Hay benannt, will durch eine Trennung von kohlenhydrat- und eiweißreichen Lebensmitteln eine Übersäuerung des Körpers vermeiden. Es soll darauf geachtet werden, dass ca. 3/4 der täglichen Nahrung Basenbildner sind (Obst, Gemüse, Getreide) und der Rest Säurebildner wie Fleisch, Milch und Käse; zwischen der Aufnahme von Säure- und Basenbildner sollen mehrere Stunden liegen damit diese nicht vermischt werden. Ein hoher Anteil an Vollkornprodukten ist ebenfalls eine der Grundlagen der Hayschen Trennkost.

Die Annahme, das Enzymsystem im Magen-Darm-Trakt könne nicht gleichzeitig die unterschiedlichen Komponenten der Nahrung wie etwa Kohlenhydrate und Eiweiß verdauen und es käme dadurch zu einer Übersäuerung des Körpers, ist aus ernährungswissenschaftlicher Sicht widerlegt. Außerdem enthalten viele natürliche Lebensmittel sowohl Kohlenhydrate als auch Eiweiß in einem ausgewogenen Verhältnis (wie Hülsenfrüchte und Getreide und auch unsere allererste Nahrung: Muttermilch) – somit ist eine strikte Trennung, wie von Hay angestrebt, gar nicht möglich.

Der menschliche Körper verfügt über gut funktionierende Systeme, um das Säure- und Basengleichgewicht aufrechtzuerhalten. Zu diesen zählen die Pufferkapazität des Blutes, die Lunge und die Regulation über die Ausscheidungsmechanismen der Niere.

Die Betonung einer pflanzenreichen, vollwertigen Kost mit viel Obst und Gemüse ist grundsätzlich zu begrüßen – eine Trennung von kohlenhydrat- und eiweißreichen Lebensmitteln verbunden mit Heilungsversprechen ist allerdings nicht angebracht. Eine Gewichtsabnahme wird lediglich durch die Trennprinzipien nach Hay nicht erreicht werden. Wenn, dann nur weil vor lauter Nachdenken weniger gegessen wird! Und vielleicht aus dem positiven Aspekt heraus, dass Sie sich vielleicht einfach einmal bewusster mit Ihrer Ernährung auseinandersetzen.

Montignac-Methode

Die Montignac-Methode gliedert sich in zwei Phasen: zuerst soll eine Gewichtsreduktion erreicht werden, danach soll das erreichte Körpergewicht gehalten werden. Grundsätzlich sind diese Prinzipien weder neu noch klingen sie kompliziert.

Das Prinzip, wie dies erreicht werden soll hingegen ist wesentlich komplexer:

Die Montignac-Diät teilt die Lebensmittel basierend auf deren Wirkung auf den Blutzuckerspiegel in „gute“ und „schlechte“ Kohlenhydrate ein. Der dabei verwendete Begriff des Glykämischen Index (GI) ist ein Begriff aus der Ernährungswissenschaft. Der Glykämische Index gibt an, wie hoch der Blutzuckerspiegel nach der Aufnahme eines kohlenhydratreichen Lebensmittels ansteigt (siehe auch „12. Guter Rat ist NICHT teuer! – Einfache Ernährungsempfehlungen“, S. 129).

Die von Montignac bezeichneten „schlechten“ Kohlenhydrate haben einen hohen Glykämischen Index und bewirken einen starken Anstieg des Blutzuckers. Dies führt zu einer hohen Insulinausschüttung ins Blut, um die Glukose (die durch die Verdauung der kohlenhydratreichen Lebensmittel entsteht) aus dem Blut in die Zellen der „Speicherorte“ zu transportieren. Eine hohe Insulinausschüttung begünstigt möglicherweise einen Unterzucker, Heißhunger und eine ungünstige Energiebilanz (zu hohe Zufuhr an Kilokalorien) und damit die Fetteinlagerung im Körper bei gleichzeitiger Verhinderung des Fettabbaus.

Daher sollen Lebensmittel über einem bestimmten Glykämischen Index (vor allem in der Phase des Abnehmens) nicht konsumiert werden; je nachdem welche kohlenhydratreichen Lebensmittel aufgenommen werden, soll die gleichzeitige Aufnahme von Fett und Eiweiß nur in bestimmter Kombination erfolgen. So sollen z. B. bei einer Eiweiß-Fett-Mahlzeit mit Fleisch, Eiern, Käse die gleichzeitig verzehrten Kohlenhydrate einen niedrigen Glykämischen Index aufweisen. Bei einer Kohlenhydrat-Mahlzeit wiederum, die einen mittleren Glykämischen

Index hat, sind bestimmte Omega-3-Fettsäuren erlaubt (roher oder gedämpfter Fisch) und in geringerer Menge auch einfach ungesättigte Fettsäuren (zum Beispiel Olivenöl über Spaghetti).

Die Montignac-Methode regt an, sich mit den Lebensmitteln sehr genau auseinanderzusetzen und ist nicht grundlegend unbrauchbar. Der empfohlene hohe Konsum an Obst und Gemüse ist in Anbetracht der damit verbundenen hohen Aufnahme an Ballaststoffen zu begrüßen.

Allerdings sollten die von Montignac als schlecht beurteilten Kohlenhydrate wie Kartoffel, Nudeln und Reis in der täglichen Ernährung nicht fehlen.

Die Diskussionen zum Glykämischen Index und die Frage, ob eine kohlenhydrat- oder fettreduzierte Ernährung zu bevorzugen ist, geht mehr in die Richtung der Ernährungsempfehlungen als einer Diät. Diese Themen werden im Kapitel „12. Guter Rat ist NICHT teuer! – Einfache Ernährungsempfehlungen“, S. 129 beleuchtet.

Fazit: Nehmen Sie Abstand von einseitigen Ernährungsformen und Monodiäten.

Anti-Ageing, Idealgewicht und Schönheit in Pillenform: Top oder Flop?

Glaubt man der Werbung zu Nahrungsergänzungsmitteln, kann mit Hilfe von Radikalfängern, Schlankheitsmachern, „Anti-Ageing-Präparaten“, hautstraffenden und vitalitätsversprühenden Mitteln dem Wunsch, das Älterwerden aufzuhalten, Rechnung getragen werden.

Doch was ist dran an diesen Versprechungen und welche Präparate könnten das Wohlbefinden steigern und zu mehr Vitalität verhelfen?

Präparate, die das Jungbleiben in Aussicht stellen, die geistige und körperliche Vitalität bis ins hohe Alter anpreisen, sind zu hinterfragen. Auch Pillen, mit denen das Idealgewicht in kurzer Zeit erreicht werden soll oder die den Stress im Handumdrehen auflösen, klingen verlockend – deren Wirkung ist aber genauso realitätsfremd.

Einigen der bekanntesten „Jungmacher“ und „Jungbrunnen“ trifft man überall wieder.

Antioxidantien als Radikalfänger – die Jungbrunnen?

Besondere Beachtung wird beim Thema Jung-bleiben den „freien Radikalen“ und den Radikalfängern beigemessen. Radikalfänger inaktivieren freie Radikale. Letztere werden in der Werbung oftmals plakativ in den Vordergrund gerückt, als zu bekämpfendes Etwas – von dem aber in Wahrheit niemand so genau weiß, was das nun eigentlich ist.

> *Freie Radikale sind sehr reaktive Moleküle, die Zellen und Zellbestandteile schädigen und dadurch den Alterungsprozess beeinflussen. Diese zellschädigenden Reaktionen können allgemein als „Oxidation“ umschrieben werden.*
> *Radikalfänger werden auch als Antioxidantien bezeichnet, da sie gegen die Oxidation wirken.*

Aus wissenschaftlicher Sicht ist es richtig, dass bestimmte Moleküle wie Vitamin C, E, Selen, Beta-Carotin und einige sekundäre Pflanzenstoffe eine antioxidative Wirkung entfalten.

Dies bezieht sich aber vor allem auf eine natürliche Aufnahme dieser Substanzen in Form einer ausgewogenen Mischkost reich an Obst und Gemüse. So gesehen, kann man also schon mit der richtigen Auswahl der Nahrungsmittel sehr viel dazu beitragen, jung, vital und schön zu bleiben.

Hingegen ist bei Werbungen, die das Jungbleiben durch die Einnahme dieser Moleküle in Form von Nahrungsergänzungsmitteln versprechen, Vorsicht geboten. Ebenso sind Aussagen, die durch die Einnahme von Antioxidantien in Form von Nahrungsergänzungsmitteln eine Schutzwirkung gegen Krebs oder Herz-Kreislauferkrankungen versprechen, wissenschaftlich heftig in Diskussion.

Grundsätzlich unterscheidet der menschliche Körper zwar nicht zwischen den verschiedenen Aufnahmeformen ein und derselben Substanz. Dies bedeutet, chemisch ist Beta-Carotin im Nahrungsergänzungsmittel gleich dem Beta-Carotin in der Karotte. Die Wirkung des isolierten Wirkstoffes Beta-Carotin in der Kapsel aber mit der natürlichen Form in der Karotte zu vergleichen, ist nicht korrekt. Das Lebensmittel, wie in diesem Beispiel die Karotte, bietet ein weites Spektrum an Inhaltsstoffen, die sich gegenseitig in ihrer Wirkung ergänzen und eine schützende (antioxidative) Wirkung gegen Herzkreislauf-Erkrankungen und Krebs haben. Es ist ein Trugschluss zu glauben, dass man die wunderbare Natur, die sich über Millionen von Jahren entwickelt hat und in einem einzigartigen Gefüge zusammenspielt, so einfach nachbauen und in eine kleine Pille pressen kann.

Diese Moleküle in Form von Nahrungsergänzungsmitteln als Jungbrunnen und Antistress-Mittel anzupreisen, ist irreführend und schlichtweg falsch. Es fehlen Studien am Menschen, die eindeutig den Nutzen einer langfristigen Einnahme von Antioxidantien als Nahrungsergänzungsmittel nachweisen. Dies sollte bei Aussagen zu Nahrungsergänzungsmitteln, die diese Substanzen enthalten und als Radikalfänger, Antioxidantien und als Jungbrunnen angepriesen werden, bedacht werden.

Auch die Frage, in welchen Dosen Antioxidantien in Form von Nahrungsergänzungsmitteln eingenommen werden sollen, um tatsächlich eine positive Wirkung zu entfalten, bleibt derzeit ungeklärt. Die Grenze zwischen negativen Auswirkungen auf die Gesundheit bei langfristiger Überdosierung und einem eventuellen Nutzen sind derzeit nicht genau definierbar.

ACE-Präparate – „Antioxidantien-Bomben"?

Die in den letzten Jahren beliebt gewordenen „ACE"-Mittel (also Präparate, die eine Kombination von Vitamin C und E sowie Beta-Carotin als Vorstufe zu Vitamin A darstellen) scheinen auf den ersten Blick zwar eine ideale Kombination an „vitalitätsspendenden" und „Radikale einfangenden Substanzen" zu sein – das Altern oder das Auftreten von Krebs- und Herz-Kreislauf-Krankheiten damit aber zu verhindern, ist ein Irrglaube. Wie bereits erwähnt, ist der Nutzen der Einnahme dieser Substanzen als isolierte Moleküle in Nahrungsergänzungsmitteln derzeit nicht eindeutig belegt; es gibt sogar kritische Stimmen, die vor einer Einnahme von zuviel Antioxidantien mittels Nahrungsergänzungsmitteln warnen. Obwohl Nahrungsergänzungmittel in den meisten Fallen für den Gesunden überflüssig sind, besteht eine massive Nachfrage nach dieser Lebensmittelgruppe. Rund 39 Prozent der österreichischen Erwachsenen gaben an, regelmäßig Nahrungsergänzungsmittel zu konsumieren.

Nahrungsergänzungsmittel stellen keinen Ersatz für eine abwechslungsreiche und ausgewogene Ernahrung dar. Der Verzehr von Nahrungsergänzungsmitteln ist für die gesunde Durchschnittsbevölkerung aus ernährungswissenschaftlicher Sicht nicht notwendig. Eine Gefahr der Überdosierung von Nährstoffen scheint durch den alleinigen Konsum von Nahrungsergänzungsmitteln nicht zu bestehen. Allerdings sollte die Gesamtzufuhr von Nährstoffen aus Nahrungsergänzungmitteln und Lebensmitteln (plus angereicherte Lebensmittel) überwacht werden[67].

Neben den ACE-Präparaten sind auch ACE-Säfte eine Vitamin-Quelle. Diese zählen nicht zu den Nahrungsergänzungsmitteln sollen aber nicht unerwähnt bleiben. Grundsätzlich handelt es sich um Fruchtsäfte. Zu beachten ist, dass das Trinken von ACE-Säften nicht den Konsum von frischem Obst ersetzen kann (dies gilt generell auch bei Gemüsesäften gegenüber frischem Gemüse). Die Auswahl sollte sorgfältig erfolgen, enthalten viele der ACE-Säfte doch einen geringen Fruchtanteil (ca. 20–60 %), dafür aber Zucker oder Süßstoffe und synthetische Aromastoffe. Sie sollten somit in Maßen konsumiert werden.

Jungbrunnen und Schönheit in Pillenform?

Neben Vitamin-Präparaten existieren weitere Substanzen, die mit einer antioxidativen und somit verjüngenden oder vitalitätsspendenden Wirkung beworben werden.

Melatonin – Hormone als Anti-Ageing-Zauber?

Bei Melatonin handelt es sich um ein Hormon, das im Gehirn in einer kleinen Drüse (der Zirbeldrüse) gebildet wird.

Im Rahmen des „Tag-Nacht-Rhythmus" wird die Melatoninausschüttung geregelt: unter Tags wird durch den Lichteinstrahl ins Auge wenig Melatonin ins Blut abgegeben, während in der Nacht Melatonin ausgeschüttet wird und so die schlaffördernde Wirkung entfaltet. Somit ist in der Nacht der Melatoninspiegel höher, während er bei Lichteinfluss abnimmt. Daraus ist die Theorie entstanden, Melatonin mit einem „Wundermittel" gegen Schlaflosigkeit oder Jetlag, sowie als Mittel gegen das Altern einzusetzen. Im Alter nimmt die Melatonin Produktion nämlich ab – allerdings ist nicht klar, ob dies Ursache oder Effekt des Alterns ist.

In der EU gilt Melatonin nicht als Nahrungsergänzungsmittel, sondern als Arzneimittel. Melatonin darf daher nicht zur Selbstmedikation zum Kauf angeboten werden. In den USA hingegen wird Melatonin im Handel als Nahrungsergänzungsmittel vertrieben.

Was sagen Wissenschaft und Werbung?

Die positive Wirkung von Melatonintabletten auf den „Tag-Nacht-Rhythmus", bei Jetlag sowie bei Schlafstörungen ist in Studien am Menschen nicht eindeutig bewiesen. Daher kann eine Einnahme mit dem Ziel, den Biorhythmus wiederherzustellen und Schlafstörungen zu beseitigen, nicht empfohlen werden. Ebenso wenig ist die versprochene Wirkung als Anti-Ageing-Präparat im Sinne eines „Radikalfängers" nachvollziehbar. Wissenschaftliche Studien am Menschen fehlen bei allen diesen Aussagen, die sich (wenn überhaupt) auf Tier- und invitro-Versuche berufen, deren Ergebnisse nicht ohne weiters auf den Menschen übertragbar sind.

Von einer Einnahme an Melatoninpräparaten sollte daher Abstand genommen werden. Eindeutige Studienergebnisse zu den beworbenen Wirkungen fehlen ebenso wie Langzeituntersuchungen zu unerwünschten Wirkungen (wie etwa Beeinträchtigung der Konzentrationsfähigkeit, Albträume und Schlafstörungen!).

Während der Schwangerschaft und Stillzeit sollte Melatonin auf keinen Fall eingenommen werden.

Melatonin ist im EU-Raum ein verschreibungspflichtiges Arzneimittel und gilt nicht als Nahrungsergänzungsmittel. Nach einem Qualitätsstandard der Produkte z.B. aus den USA werden Sie daher ergebnislos suchen – auch dies sollte Ihnen als Warnsignal dienen, das nicht zum Kauf anregen soll! [68]

Dazu zählen viele Pseudoprodukte, wie beispielsweise Präparate die sekundäre Pflanzeninhaltsstoffe wie Polyphenole enthalten, Bienenprodukte wie Geleè Royal und Propolis oder Substanzen auf hormoneller Basis wie Melatonin.

Eine besonders beliebte Zielgruppe für diese Produkte sind Senioren. Auf Messen und Veranstaltungen werden diese Produkte gerne als „Anti-Ageing"-Mittel präsentiert.

Wissenschaftlich fundierte Daten, die die Wirkung am Menschen in Langzeitstudien dokumentieren, sind aber zu kaum einem Präparat zu finden. Deshalb ist eine Einnahme von Präparaten, welchen eine antioxidative (weil zellschützende), verjüngende, vitalitätsspendende Wirkung versprechen, nicht nach zu vollziehen.

Eine Steigerung des allgemeinen Wohlbefindens ist bei der einen oder anderen Substanz möglich – ob es sich nicht aber vielleicht um eine reine Placebo-Wirkung handeln könnte, kann aus wissenschaftlicher Sicht derzeit nicht beantwortet werden.

Ähnlich vielfältig wie der Markt der Präparate, die Vitalität versprechen, sind die Angebote jener Nahrungsergänzungsmittel, die Schönheit und Schlankheit anpreisen.

Apfelessig, Chitosan, diverse Enzympräparate, Bierhefe, Pyruvat, Spargel – einige Beispiele an Mitteln, deren Werbeaussagen sich nicht auf wissenschaftliche Erkenntnisse stützen, sondern sich lediglich eines zusammengereimtes Sammelsuriums an Aussagen bedienen, die wissenschaftlich nicht haltbar sind.

Innerhalb kurzer Zeit mit „Wundermittelchen" Gewicht zu verlieren und Schönheit zu erlangen, ohne eine langfristige Ernährungs- und Lebensumstellung widerspricht allen Grundsätzen der Physiologie und wird kaum von Erfolg gekrönt sein. Dies ist die harte Realität.

Was wirklich hilft …

Eine langfristige Ernährungsumstellung basierend auf einer abwechslungsreichen Mischkost, Bewegung und innere Ausgeglichenheit – das sind die wahren Eckpfeiler um Schönheit, Schlankheit und Vitalität (wieder) zu finden sowie Stress entgegenzuwirken! Es gibt keine Abkürzungen, Kapsel und Pillen mit isolierten Substanzen stellen keine Alternative zu einer ausgewogenen Ernährung und einem bewussten Lebensstil dar – weder als Antistress- noch als Verjüngungs- oder Schlankheitsspender. Aber die gute Nachricht lautet: Der Weg über eine gesunde Lebensform macht sogar Spaß, auch wenn der Anfang vielleicht schwer fällt. Es beginnt mit kleinen Schritten – nehmen Sie sich nicht zu viel auf einmal vor, dann verlieren Sie auch nicht die Freude daran. Ein neues gesundes Lebensgefühl bringt Ihnen einen neuen Bezug zu Ihrem Körper und Lebenslust mit vielen spannenden Entdeckungen.

Besonders Beworben: Carnitin als Fettverbrenner

Carnitin (Karnitin) wird im Körper aus den Aminosäuren Lysin und Methionin gebildet. Carnitin stellt somit für den Menschen keinen essenziellen Nahrungsbestandteil dar.

Neben der körpereigenen Produktion an Carnitin in der Leber, Niere und im Gehirn wird besonders über tierische Lebensmittel wie Fleisch und Milchprodukte die Carnitin-Versorgung sichergestellt; der Gehalt von pflanzlichen Lebensmitteln ist wesentlich geringer.

Rund um Carnitin gibt es einige interessante Aspekte, die wissenschaftlich erwiesen sind:

Die Carnitinspeicher im Körper sind beträchtlich (20–25 g). Durch die körpereigene Produktion an Carnitin ist seine Versorgung aber auch bei Verzicht auf tierische Produkte gesichert.

Carnitin hat in den Muskelzellen die Funktion eines „Trägerstoffes", da es Fettsäuren zu den Orten transportiert wo diese zur Energiegewinnung „verbrannt" werden.

Ein Mangel an Carnitin in den Muskelzellen ist nicht bekannt, da es nicht verbraucht wird, sondern nach dem Transport der Fettsäuren wieder zur Verfügung steht.

Was sagen Wissenschaft und Werbung zu Carnitin?

Carnitin-Präparate werden oft zur Steigerung der Fettverbrennung empfohlen mit dem Ziel einer schnelleren Gewichtsreduktion („Fat-

burner"); auch eine Verbesserung der Ausdauerleistungsfähigkeit wird beworben.
Die Einnahme von Carnitin mittels Nahrungsergänzungsmittel zur schnelleren Fettverbrennung und als Schlankheitsmittel ist wissenschaftlich aber nicht erwiesen.
Carnitin, das als Nahrungsergänzungsmittel eingenommen wird, gelangt in höheren Konzentrationen gar nicht bis in die Muskelzellen, dem erhofften „Wirkungsort". Je höher nämlich die Zufuhr an Carnitin ist, umso geringer die Absorptionsrate im Darm und umso geringer somit die Menge, die ins Blut bzw. zu den Zellen gelangt. Bei einer höheren Zufuhr steigt lediglich die Ausscheidung über den Harn.
Bei Ausdauerbelastungen konnte kein Absinken des Gehaltes an Carnitin im Muskel nachgewiesen werden. Somit ist auch die versprochene Steigerung der Ausdauerleistung durch eine angeblich erhöhte Energiegewinnung aus Fettsäuren und ein Einsparen der Glykogenspeicher wissenschaftlich nicht bewiesen.
Eine Einnahme von Carnitin mit dem Ziel einer Leistungssteigerung im Ausdauersport oder als Schlankheitsmittel („Fatburner") ist daher sinnlos und belastet unnötigerweise Ihre Geldbörse.
Die von Herstellern empfohlenen Tagesdosen liegen oft weit über den mit der Nahrung normalerweise aufgenommenen Mengen. Die Auswirkungen dieser hohen Dosen auf die Eigenproduktion des Körpers sind nicht geklärt; diesen „Empfehlungen" der Hersteller sollten daher nicht nachgekommen werden[68].

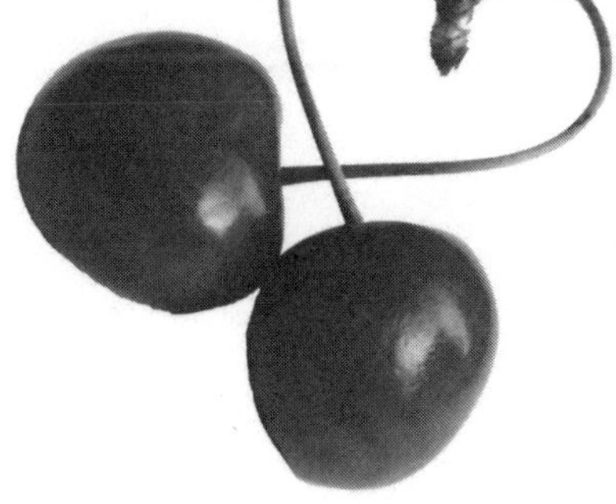

III.
Ernährungs-abhängige Krankheiten

6. Gesundheit – Gesund heut'

„Lass Nahrung deine Medizin, und Medizin deine Nahrung sein" (Hippokatres)

Gesundheit ist mehr als die Abwesenheit von Krankheit. Eine ausgewogene Ernährung, ausreichende körperliche Aktivität und ein gutes soziales Umfeld liegen primär in unseren eigenen Händen und sind Voraussetzung, um langfristig gesund zu bleiben. Ein scheinbar einfaches „Rezept" – dennoch sind Übergewicht, Diabetes, Bluthochdruck, Osteoporose oder Krebs verbreiteter als sie sein müssten.

Wussten Sie, dass Herz-Kreislauferkrankungen jeden zweiten von uns treffen, aber durch eine bewusstere Fettauswahl positiv beeinflussbar wären? Dass Ihre Knochen Ihnen wiederholtes Diäthalten Übel nehmen? Und dass ein normales Körpergewicht (kein Model-*Leicht*-Gewicht!) die effizienteste Krebsvorsorge darstellt?

Wir verraten Ihnen, wie Sie Ihr persönliches Risiko für die häufigsten ernährungsabhängigen Erkrankungen – Metabolisches Syndrom, Osteoporose und Krebs – minimieren können.

7. Metabolisches Syndrom – tödliches Quartett

Das „Metabolische Syndrom" ist bekannt unter den Bezeichnungen „tödliches Quartett", „Syndrom X" und dem „Insulinresistenzsyndrom". Es stellt eine Kombination unterschiedlicher Risikofaktoren dar, die uns anfälliger für Diabetes mellitus Typ 2 und Herz-Kreislauferkrankungen macht.

Die Entstehung des metabolischen Syndroms ist von zahlreichen Faktoren abhängig. Vor allem überschüssige Kilos im Bauchbereich (siehe Kapitel „4. Leibesmitte – in Form von Apfel, Birne oder Quitte ", S. 50), ein gestörter Blutzuckerstoffwechsel, erhöhte Blutfettwerte und ein erhöhter Blutdruck sind verantwortlich für die Entstehung des metabolischen Syndroms. Daneben finden wir häufig Nikotinkonsum, geringe körperliche Aktivität und eine unausgewogene Ernährung (ein Zuviel an Fett, insbesondere gesättigten Fettsäuren, Kochsalz und ein Zuwenig an Ballaststoffen, sowie an diversen Vitaminen und Mineralstoffen).

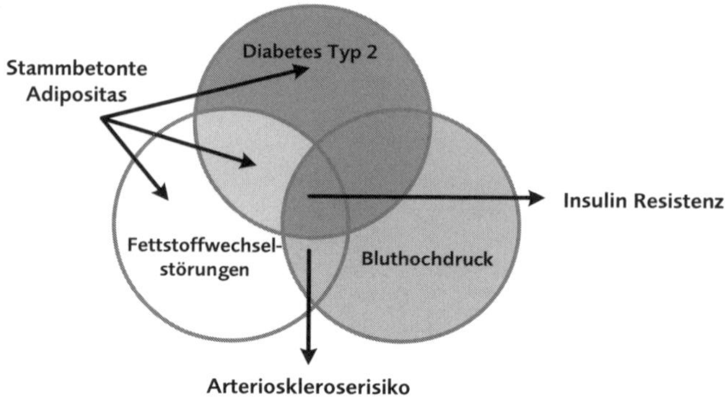

Abbildung 6: Das metabolische Syndrom[69]

Zum „metabolischen Syndrom" gibt es eine Reihe von Definitionen großer Fachgesellschaften (National Cholesterol Education Program – NCEP[70], der International Diabetes Federation – IDF[71] und WHO[72]). Die derzeit meist verwendete ist jene nach NCEP-ATP-III

(National Cholesterol Education Program – Adult Treatment Panel III). In letzter Zeit wird versucht, den Fokus auf das Kriterium Bauchumfang zu legen, da Übergewicht am Stamm (viszerales = bauchbetontes Fett) ein wichtiger Auslöser des Syndroms ist. Es führt zu erhöhtem Risiko für Diabetes, Bluthochdruck und Fettstoffwechselstörungen.

Ob Sie gefährdet sind, kann anhand verschiedener Werte festgestellt werden (siehe die folgende Tabelle).

Risikofaktor	Grenzwerte
Abdominelle Fettverteilung	Bauchumfang > 102 cm bei Männern > 88 cm bei Frauen
Triglyzeride	> 150 mg/dl (1,7 mmol/l)
HDL-Cholesterin	< 40 mg/dl (1 mmol/l) bei Männern < 50 mg/dl (1,3 mmol/l) bei Frauen
Bluthochdruck	Blutdruck > 130/85 mmHg
Nüchternblutzucker	> 110 mg/dl (6,1 mmol/l)

Tabelle 11: Definitionen des metabolischen Syndroms nach NCEP-ATP-III[70]

Zu den Symptomen zählen viszerales – das heißt bauchfettbetontes – Übergewicht bzw. Adipositas, Bluthochdruck, Fettstoffwechselstörungen, gestörte Glukosetoleranz/Diabetes mellitus Typ 2, ev. Fettleber und Anstieg der Blutharnsäurespiegel als Vorstufe zur Gicht.

Zur Diagnose werden folgende Kriterien herangezogen:

- Messen des Bauchumfangs (ev. Taillenumfang und Berechnung der Waist/Hip Ratio), Körpergewicht und BMI – siehe Kapitel „4. Leibesmitte – in Form von Apfel, Birne oder Quitte“, S. 50.
- Ermittlung der Körperzusammensetzung – siehe Kapitel „4. Leibesmitte – in Form von Apfel, Birne oder Quitte“, S. 50.

- Messung des Blutdrucks und der Herzfrequenz
- Analyse der Blutfette
- Bestimmung von Nüchternblutzucker, gegebenenfalls HbA1c (glykolisiertes Hämoglobin als Langzeitparameter des Blutzuckerspiegels) und der orale Glucosetoleranztest, ein Belastungstest zur Kontrolle der Insulinwirksamkeit.

Übergewicht – Nummer 1 des „Tödlichen Quartetts"

Das erhöhte innere Bauchfett – die sogenannte viszerale Adipositas – ist ein wesentlicher Einflussfaktor auf die Entstehung des Metabolischen Syndroms. Untersuchungen zeigen, dass Übergewicht bzw. Adipositas ein schwerwiegendes Gesundheitsrisiko für zahlreiche Erkrankungen wie z. B. Herz-Kreislauferkrankungen, Diabetes mellitus Typ 2, Krebs, Gicht und Fettstoffwechselstörungen darstellt und dennoch steigt der Anteil krankhaft Übergewichtiger weltweit an. Dieses Phänomen spiegelt die Veränderungen unserer Gesellschaft in den letzten 20 bis 30 Jahren wieder: Kennzeichen unserer Gesellschaft sind eine überwiegende sitzende Lebensweise bei einem gleichzeitig hohen Konsum von energiedichten Lebensmitteln, die meist fett- und zuckerreich sind. Und bewegungsarme Freizeitgestaltung vor Fernseher und Computer machen die Sache leider auch nicht besser.

Prävention – Bauen Sie vor!

Aller Anfang ist schwer – aber die Reduktion des Körperfettanteils durch eine langfristige Ernährungsumstellung in Kombination mit körperlicher Aktivität lohnt sich. Und ist auf lange Sicht auch die einzig taugliche Möglichkeit, für Erfolg. Viel frisches Gemüse und Obst, Vollkornprodukte, fettarme Milchprodukte, Fisch und reichlich Trinken sind die Säulen einer Ernährung, durch die Sie dem „Tödlichen Quartett" keine Chance geben. Der tägliche Energiebedarf liegt je nach Alter, Geschlecht und Ausgangsgewicht zwischen 1000 und 2400 kcal (siehe Kapitel „4. Leibesmitte – in Form von Apfel, Birne oder Quitte", S. 50). Schon eine moderate und realistische Kalorienreduktion von 500–1000 kcal pro Tag und täglich 30 min körperliche Aktivität bringen Sie langsam aber nachhaltig ans Ziel[73]. Eine Energiebeschränkung in dieser Größenordnung lässt pro Woche etwa 0,5 bis 1 kg Ihres Körpergewichts dahin schmelzen.

Grundsätzlich reagiert das innere oder viszerale Fettgewebe empfindlicher auf Veränderungen der Ernährung verglichen mit dem Unterhautfettgewebe. Die Energiereserven in den viszeralen Fettdepots werden bei Gewichtsreduktion durch diätetische Maßnahmen und vermehrte körperliche Aktivität intensiver mobilisiert und genutzt als die der anderen Fettgewebsdepots. Durch Verringerung dieses bauchfettbetonten Fettgewebes erfolgt jedoch eine deutliche Besserung begleitender Risikofaktoren (Nr. 2, 3 und 4 des tödlichen Quartetts).

Insulinresistenz – Nummer 2 des „Tödlichen Quartetts"

Zur Aufnahme von Glucose in die Zelle benötigt der Körper Insulin, ein Hormon, das in der Bauchspeicheldrüse gebildet wird. Durch das Auftreten einer Insulinresistenz, der verringerten Wirkung von Insulin an den Zielzellen (Muskel, Leber), kann Glucose nicht mehr in ausreichendem Maße in die Zellen transportiert werden. Die Bauchspeicheldrüse versucht die Insulinresistenz zunächst über eine vermehrte Ausschüttung von Insulin zu kompensieren. Dadurch kann ein Überzucker vorerst verhindert werden. Durch Zunahme der Insulinresistenz oder auch sinkende Insulinproduktion aufgrund der Erschöpfung der Zellen in der Bauchspeicheldrüse entsteht Diabetes mellitus.

Eine Insulinresistenz wird bei entsprechender genetischer Veranlagung v.a. durch Adipositas, also Fettleibigkeit begünstigt – keine andere Erkrankung ist mit Diabetes mellitus Typ 2 so eng verbunden!

Zwischen 40 und 120 Milliarden Fettzellen (Adipozyten) hat ein Erwachsener, je nach Leibesumfang. Diese Fettzellen dienen im Normalfall als lebhafter Umschlagplatz für Energie; je nach Bedarf werden Fette auf- und wieder abgebaut. Bei Übergewicht schwemmen sie ständig freie Fettsäuren, Entzündungsstoffe und Blutdruck erhöhende

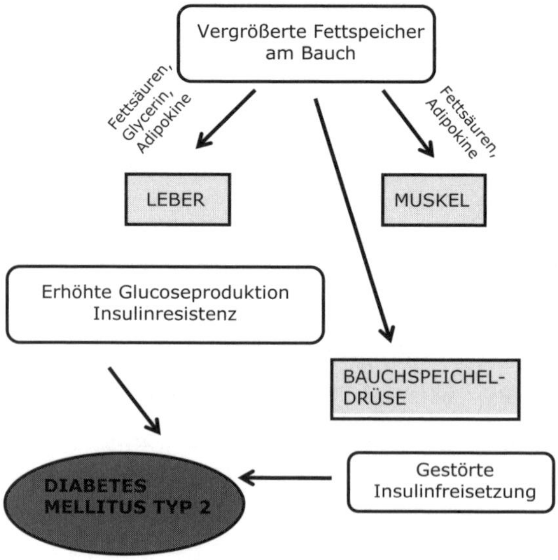

Abbildung 7: Der Einfluss von bauchfettbetonter (Intra-abdominale) Adipositas auf die Entstehung von Diabetes mellitus Typ 2.[74]

Stoffe ins Blut. Viele dieser Entzündungsstoffe aus den Fettzellen stehen unter dem dringenden Verdacht, Mitverursacher von Insulinresistenz zu sein. So werden große Mengen sogenannter „Adipokine" produziert, welche in höherer Konzentration Entzündungen an den Gefäßwänden hervorrufen, die Wirkung von Insulin schwächen und die Verengung von Gefäßen begünstigen können.

Die gute Nachricht: Die Produktion von Adipokinen in den Fettzellen lässt sich umkehren, indem man weniger isst und sich mehr bewegt. Eine Gewichtsreduktion von 10 kg steigert das Fettzellhormon Adiponektin, welches nachweislich gefäßschützend sowie antidiabetisch wirkt.

Da eine Insulinresistenz oft über viele Jahre nicht diagnostiziert wird, kann es zur Entwicklung von Gefäßveränderungen kommen, die in Folge zu chronischen Erkrankungen wie z.B. Herzinfarkt, Schlaganfall, Nierenversagen oder Erblindung führen können.

Um einen Diabetes mellitus möglichst früh zu erkennen, sollten sie sich gelegentlich den Blutzucker messen lassen. Übrigens: Liegen Diabeteserkrankungen in Ihrer Familie vor, besteht ein höheres Erkrankungsrisiko.

Prävention – Starten Sie jetzt!

Ein inaktiver Lebensstil kombiniert mit einem Überangebot an Nahrungsmitteln trägt wesentlich zum Anstieg chronischer Erkrankungen bei. Verändern Sie als erstes die Zusammensetzung Ihres Kraftstoffs: Steigern Sie die Zufuhr von einfach und mehrfach ungesättigten Fettsäuren (Oliven-, Rapsöl sowie Maiskeim- oder Sonnenblumenöl) und reduzieren Sie die gesättigten Fettsäuren (Fleisch und Wurstwaren, fettreiche Milchprodukte). Nehmen Sie vermehrt Ballaststoffe und komplexe Kohlenhydrate, sowie mehr pflanzliche Proteine (z. B. Hülsenfrüchte, Soja) und Nüsse (reich an einfach ungesättigten Fettsäuren und Vitamin E) zu sich. So können Sie erste Schritte setzen, um Ihr Erkrankungsrisiko wesentlich zu minimieren[75].

Fettstoffwechselstörungen – Nummer 3 des tödlichen Quartetts

Cholesterin ist ein wichtiger Bestandteil unserer Zellwände und Grundbaustein lebenswichtiger Hormone. Wird Cholesterin allerdings in den Gefäßen abgelagert, kann es zu deren Schädigung kommen. Es kann Arteriosklerose entstehen. Die Gefäße werden unelastisch, verengen sich und – im schlimmsten Fall – verschließen sie sich. Je größer die Ablagerungen in den Gefäßen (Plaquebildung), desto höher ist das Risiko für Herz-Kreislauferkrankungen. Neben einem erhöhten Cholesterinspiegel spielen bei der Entstehung von Herz-Kreislauferkrankungen ein zu hoher Blutdruck, erbliche Veranlagung, unausgewogene Ernährung, aber auch Stoffwechselerkrankungen wie Diabetes mellitus Typ 2 und die Insulinresistenz bedeutende Rollen.

Der Transport von Cholesterin im Blut erfolgt in sogenannten Lipoproteinen. Man kann hierbei zwischen vier verschiedenen Lipoproteinfraktionen unterscheiden:

- VLDL (Very Low Density Lipoprotein, Lipoprotein mit niedrigster Dichte),
- LDL (Low Density Lipoprotein, Lipoprotein mit niedriger Dichte),
- IDL (Intermediär Density Lipoprotein, Zwischenstufe), und
- HDL (High Density Lipoprotein, Lipoprotein mit hoher Dichte).

Das Risiko von Herz-Kreislauferkrankungen wird v. a. durch das Verhältnis von LDL- und HDL-Cholesterin im Blut beeinflusst.

LDL-Chol. (mg/dl)	HDL-Cholesterin							
	25	30	35	40	45	50	55	60
100	4	3,3	2,9	2,5	2,2	2	1,8	1,7
110	4,4	3,7	3,1	2,8	2,4	2,2	2	1,8
120	4,8	4	3,4	3	2,7	2,4	2,2	2
130	5,2	4,3	3,7	3,3	2,9	2,6	2,4	2,2
140	5,6	4,7	4	3,5	3,1	2,8	2,5	2,3
150	6	5	4,3	3,8	3,3	3,	2,7	2,5
160	6,5	5,3	4,6	4	3,5	3,2	2,9	2,7
170	6,8	5,7	4,9	4,3	3,8	3,4	3,1	2,8
180	7,2	6	5,1	4,5	4	3,6	3,3	3
190	7,6	6,3	5,4	4,8	4,2	3,8	3,5	3,3
200	8	6,7	5,7	5	4,4	4	3,6	3,3
210	8,4	7	6	5,3	4,7	4,2	3,8	3,5
220	8,8	7,3	6,3	5,5	4,9	4,4	4	3,7

Tabelle 12: Wie hoch ist Ihr Risiko für Herz-Kreislauferkrankungen?

Je höher Ihr LDL/HDL-Quotient ist, desto höher ist Ihr Risiko für Herz-Kreislauferkrankungen.
Geringes Risiko:Quotient unter 2,5
Erhöhtes Risiko: Quotient zwischen 2,5 und 4,5
Sehr hohes Risiko: Quotient über 4,5

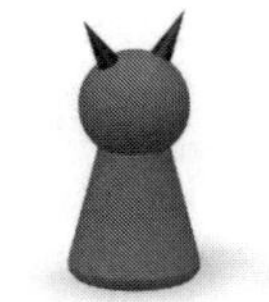

LDL (**L**ass **D**ich **L**eiden; auch als „böses Cholesterin“ bezeichnet) bringt das Cholesterin in die Zielzellen. Ein Überschuss an Cholesterin kann sich an den Gefäßinnenwänden ablagern und zur Arterienverkalkung führen. Das Risiko für chronische Erkrankungen wie Bluthochdruck, koronare Herzerkrankung, Schlaganfall oder Herzinfarkt steigt mit zunehmender Ablagerung von Cholesterin an die Zellwände an. Daher sollte der LDL-Cholesterinspiegel ohne Vorliegen anderer Risikofaktoren nicht über 160 mg/dl liegen; sind weitere Risikofaktoren vorhanden, sollte der Wert 130 mg/dl nicht überschreiten.

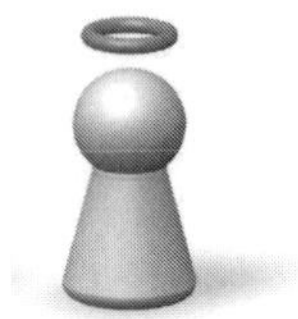

HDL (**H**ab **D**ich **L**ieb) transportiert das Cholesterin in die Leber, wo es abgebaut wird. Damit wirkt es der Entstehung von Arteriosklerose entgegen und wird daher auch als „gutes oder nützliches“ Cholesterin bezeichnet. Der Wert sollte über 40 mg/dl liegen.

Prävention & Therapie

Was können Sie tun um Ihren „guten“ HDL-Cholesterin-Wert zu erhöhen? Auch hier sind die einfach umsetzbaren Mittel, die allerdings ein bisschen Konsequenz erfordern, körperliche Aktivität, Nichtrauchen und ein gesundes Körpergewicht (siehe Kapitel „4. Leibesmitte – in Form von Apfel, Birne oder Quitte “, S. 50).

Zu einer erfolgreichen Therapie von erhöhten Cholesterinwerten gelten vier Grundsätze:

Grundsatz 1:

- Peilen Sie eine Gewichtsnormalisierung an, wenn Sie an Übergewicht leiden.
- Vermindern Sie die Fettzufuhr auf maximal 30% der Gesamtenergiezufuhr und reduzieren Sie den Anteil an gesättigten Fettsäuren (max. 7–10% der Gesamtenergiezufuhr). Gesättigte Fettsäuren kommen vor allem in tierischen Produkten wie Wurstwaren, oder fettreichen Milchprodukten vor.

Grundsatz 2:

- Erhöhen Sie den Anteil an Oliven- und Rapsöl, die reich an einfach ungesättigten Fettsäuren sind.

Grundsatz 3:

- Machen Sie es sich zur Gewohnheit über den Tag verteilt reichlich Vollkornprodukte, Gemüse, Hülsenfrüchte und Obst zu essen.

Grundsatz 4:

- Schränken Sie den Verzehr cholesterinreicher Lebensmittel (Innereien, Schalen- und Krustentiere, Eier?) ein.

Mythos Ei

Wissenschaftler haben gezeigt, dass das Hühnerei wesentlich gesünder ist als sein Ruf. Natürlich steckt in Eiern Cholesterin, allerdings hat dies nur wenig Einfluss auf den im Blut nachweisbaren Cholesterinspiegel. Die gesättigten Fettsäuren in unserer Nahrung haben einen wesentlich größeren Einfluss auf unsere Cholesterinwerte verglichen mit Eiern.

Wer seinen Cholesterinspiegel senken möchte, sollte daher weniger Lebensmittel bzw. Speisen mit einem hohen Anteil an gesättigten Fettsäuren wie Kuchen, Kekse, fettes Fleisch und fettreiche Milchprodukte essen.

Aber nicht alleine die Ernährung hat Einfluss auf den Cholesterinspiegel, denn nur etwa ein Drittel des Cholesterins im Körper stammt von mit der Nahrung zugeführten Lebensmitteln, der Großteil wird im Körper selbst produziert. Und dabei spielen Faktoren wie Rauchen, Übergewicht und Bewegungsmangel eine bedeutende Rolle.

Daher ist neben einer ausgewogenen Ernährung auch der Lebensstil wichtig für einen normalen Cholesterinspiegel. [76]

- Neben dem Cholesterinspiegel spielen auch die Triglyceride eine Rolle. Sie dienen unserem Organismus als Energiespeicher. Triglyceridwerte im Blut sollten möglichst unter 200 mg/dl liegen. Sie können insbesondere durch den Verzehr von gesättigten Fettsäuren erhöht werden. Pflanzliche Fette und Fischöle enthalten dagegen wertvolle ungesättigte Fettsäuren.

Zusätzlich zu den 4 oben erwähnten Grundsätzen sollten Sie

- auf Alkohol verzichten, wenn Sie erhöhte Triglyceridspiegel aufweisen
- Zucker, Süßigkeiten und Zuckeraustauschstoffe (Fructose, Sorbit, Xylit) meiden,
- Omega-3-Fettsäurereiche Lebensmittel (Lachs, Thunfisch, Makrele) regelmäßig konsumieren.

Auch auf die Blutfette wirkt sich ein vergrößertes bauchfettbetontes Fettdepot negativ aus, es führt zu einer gesteigerten Lipolyse. Das bedeutet, dass das sogenannte Neutralfett aus dem Fettgewebe abgespalten wird und Glycerin sowie freie Fettsäuren ins Blut gelangen. Die Folgen sind erhöhte Bluttriglyceride und ein erniedrigter HDL-Cholesterinspiegel.[77]

Bluthochdruck – Nummer 4 des „Tödlichen Quartetts"

Versalzen Sie sich nicht Ihre Zukunft. Ein hoher Kochsalzverbrauch ist bei drei von zehn Erwachsene Ursache für erhöhten Blutdruck. Hypertonie (Bluthochdruck) ist eine Volkskrankheit, fast jeder Zweite über 50 Jahre hat zu hohe Blutdruckwerte. Ein erhöhter Blutdruck (Normalbereich: bis 130/85 mm Hg) belastet sowohl Herz als auch Kreislauf und kann schwerwiegende Folgeerkrankungen wie Herzinfarkt, Schlaganfall und Nierenversagen nach sich ziehen. Bluthochdruckpatienten merken meist nichts oder zu spät davon. Daher gehen Sie regelmäßig zur Gesundenuntersuchung und lassen Sie Ihren Blutdruck kontrollieren. Auch für den Hausgebrauch gibt es Geräte, von unterschiedlicher Qualität, die – richtig angewendet – ganz nützlich sein können. Wichtig ist, dass ein zu hoher Blutdruck rechtzeitig behandelt wird.

Prävention – Handeln Sie jetzt

Bluthochdruck ist durch Normalisierung bzw. Erhaltung eines gesunden Körpergewichtes (BMI: 18,5–25 kg/m^2), einer Ernährung reich an Obst und Gemüse (reich an Kalium) und fettarmen Milchprodukten, einer salzarmen Nahrung (2,4 g Natrium oder 6 g Kochsalz) sowie moderatem Alkoholkonsum, aber auch durch körperliche Aktivität positiv zu beeinflussen. Ausdauersport wie Joggen, Schwimmen oder Radfahren sorgen somit für ein gesundes Herz[77].

Die Wahrscheinlichkeit, dass sich eine Herz-Kreislauferkrankung entwickelt, steigt beim metabolischen Syndrom stark an. Das heißt, wenn Sie sowohl an Übergewicht, Insulinresistenz, Fettstoffwechselstörung und Bluthochdruck leiden, sollten Sie so rasch wie möglich Gegenmaßnahmen ergreifen. Das Risiko an koronaren Herzkrankheiten zu erkranken ist bei Vorhandensein eines metabolischen Syndroms um den Faktor 3 erhöht, das Risiko für einen Schlaganfall um einen Faktor 2,3. Ein einzelner Risikofaktor wie Adipositas oder Bluthochdruck bedeutet eine deutlich geringere Risikosteigerung (1,4–1,6 für koronaren Herzkrankheiten und 1,2–1,4 für Schlaganfall).

Gerade hier können Sie etwas tun! Handeln Sie heute, werden Sie aktiv und erhalten Sie sich Ihre Jugendlichkeit!

8. Volkskrankheit Osteoporose

Als untrügerisches Zeichen des fortgeschrittenen Alters erkennen wir unter anderem alle die typische gebückte Haltung, auch die Größe scheint plötzlich „dahin zu schrumpfen“. Doch Tatverdächtiger dieser Entwicklung ist häufig nicht das „Alter“ selbst – oft steckt dahinter das Krankheitsbild der Osteoporose.

Was ist Osteoporose und woher kommt sie?

Osteoporose ist eine Erkrankung des Skelettsystems, welche durch eine verringerte Knochenmasse sowie eine Störung der Mikroarchitektur des Knochens gekennzeichnet ist. Wichtig für den Zusammenhalt des Skeletts ist die Festigkeit der Knochen. Diese hängt von der Anzahl kleiner Knochenbälkchen mit ihren Kontaktpunkten ab. Die Knochenbälkchen bilden das schwammartige Knochengewebe und machen den Knochen stabil ohne ihn schwer zu machen. Die Zahl dieser Knochenbälkchen und Kontaktpunkte nimmt bei Osteoporose ab, und dies führt zu einem Stabilitätsverlust. Die verringerte Knochenfestigkeit führt in der Folge zu einem erhöhten Risiko für Knochenbrüche.

Wenn die Krankheit rechtzeitig erkannt wird und die Kontaktpunkte noch vorhanden sind, kann die Knochenfestigkeit durch entsprechende Maßnahmen wieder erreicht werden. Sind die Kontaktpunkte aber einmal verloren, kann die Festigkeit nicht mehr hergestellt werden. Die frühzeitige Diagnose ist deshalb enorm wichtig, weil somit Spätkomplikationen reduziert werden können.[78]

Die sogenannte Primäre Osteoporose hat zwei Ursachen: Zum einen gibt es den altersbedingten Knochenverlust und zum anderen den postmenopausaler Knochenverlust, der bei Frauen infolge des Östrogenmangels auftritt. Der übliche altersbedingte Knochenverlust ist regional unterschiedlich und beträgt etwa 0–1 % pro Jahr[79].

Während Frauen durch den abrupten Abfall von Sexualhormonen in der Menopause sehr rasch an Knochenmasse verlieren, nimmt bei Männern die Testosteronkonzentration hingegen nur langsam ab.[80]

Vom primären Krankheitsbild unterscheidet man die „Sekundäre Osteoporose". Sie tritt als Begleiterscheinung im Zusammenhang mit Krankheiten oder langjähriger Medikamenteneinnahme auf. Sie tritt bei Männern viel häufiger auf als bei Frauen.

Die gute Nachricht ist, dass Frauen das Auftreten der Primären Osteoporose beeinflussen können, denn sie hängt stark von unseren Lebensgewohnheiten ab. Dazu zählen körperliche Aktivität, aber auch manche Ernährungsfaktoren. Die zweite gute Nachricht lautet: Es ist lange nicht zu spät etwas zu tun. Vor allem bei älteren Frauen wirkt sich körperliche Aktivität positiv auf die Knochendichte aus. Unbestritten ist aber auch eine genetische Komponente. Das bedeutet also, wenn Ihre Eltern bereits an Osteoporose leiden, sollten Sie sich frühzeitig untersuchen lassen, damit Sie rechtzeitig Maßnahmen ergreifen können.

Um zu begreifen, wie verbreitet diese Krankheit ist, bietet sich am besten ein Größenvergleich an. In Österreich leiden bei einer Einwohnerzahl von rund 8,3 Millionen etwa 600.000–700.000 Menschen an Knochenschwund, das sind ca. 12 %. Diabetiker gibt es im Vergleich dazu etwa 350.000[78]. In Deutschland sind es etwa 9,5 Prozent – oder 7,8 Millionen Menschen über 50 Jahren mit Osteoporose.

Was Sie tun können

Das Wichtigste ist, schon in jungen Jahren eine möglichst hohe Knochenmasse („peak bone mass") aufzubauen und diese möglichst lange aufrecht zu erhalten. Diese Maßnahmen, die verhindern sollen, dass die Krankheit überhaupt auftritt, bezeichnen Ärzte auch auch als Primärprävention. Sekundärprävention hingegen bedeutet, den Verlust der Knochendichte in der zweiten Lebenshälfte bewusst zu verlangsamen.

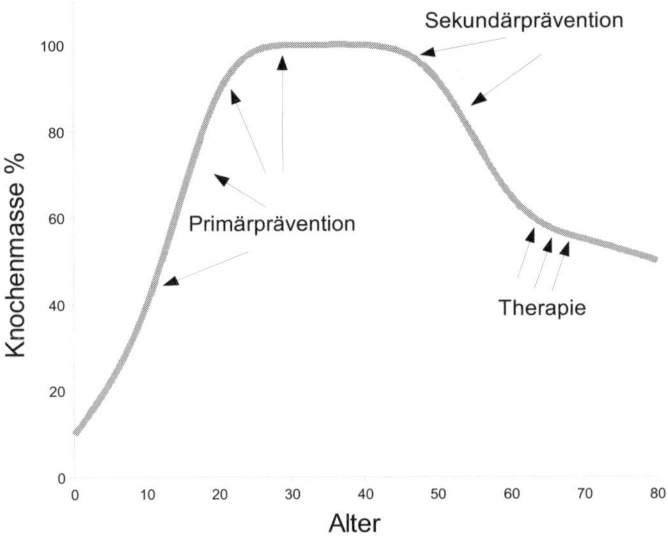

Abbildung 8: Entwicklung der Knochendichte, modifiziert nach Popp und Lippuner 2005[81]

Die Ernährung spielt eine entscheidende Rolle für die Knochen

Eine ausreichende Calcium und Vitamin D-Zufuhr, aber auch eine hohe Obst- und Gemüseaufnahme, moderater Alkoholkonsum und ein gesundes Körpergewicht sind die wichtigsten Faktoren.

Sie können im Sinne Ihrer Knochengesundheit einen entscheidenden präventiven Beitrag leisten:

- Die Wirkung von Calcium ist unumstritten – Calciumzufuhr wirkt sich positiv auf die Knochen aus. Gute Calciumlieferanten sind Milchprodukte, vor allem Hart- und Schnittkäse, aber auch manche Mineralwässer. Da das Risiko für Osteoporose mit absinkendem Östrogenspiegel steigt, werden Phytoöstrogene, (sekundäre Pflanzeninhaltsstoffe mit östrogenähnlicher Wirkung), die u.a. in der Sojabohne vorkommen als Schutzfaktoren diskutiert. Allerdings sind die Ergebnisse hinsichtlich der Wirkung der Phythoöstrogene bzw. des Sojaproteins auf die Knochenmineraldichte widersprüchlich. Der Konsum von Sojaprotein scheint aber die Harncalciumausscheidung zu senken, wenn es als Ersatz für tierische Proteine aufgenommen wird. Bei postmenopausalen Frauen kann der Knochenabbau durch den Konsum von Sojaprotein vermindert werden. Integrieren Sie daher Sojaprodukte wie Tofu, Sojamilch oder -joghurt in ihren Speiseplan.[82]

- Vitamin D steigert die Aufnahme und Verwertbarkeit von Calcium, ein Mangel gilt ebenso wie Calciummangel als Risikofaktor für Osteoporose. Vitamin D können Sie durch die Nahrung (z. B. via Hering, Sardine, Lachs, Aal, aber auch durch Eier oder Pilze) aufnehmen, durch Sonnenbestrahlung kann es in der Haut vom Körper selbst gebildet werden. Genau genommen leisten Haut, Leber und Nieren im Team die körpereigene Synthese: die Haut bildet Vitamin D3, das jedoch in Leber und Niere in seine aktive Form umgewandelt wird. Die Produktion der Haut ist abhängig von der Hautpigmentierung, von Sonnenschutzmitteln, Kleidung, und vom Alter. Ältere Menschen haben eine geringere Kapazität zur Eigensynthese, und auch die Leber- und Nierenfunktion sinkt.

- Eindeutig ist auch, dass der Konsum von Obst und Gemüse für die Knochengesundheit eine wichtige Rolle spielt. Grund ist der Gehalt an Vitamin K-wirksamen Verbindungen in Gemüse und Obst (Vitamin K_1 kommt vor allem in grünen Gemüsen vor). Vitamin K ist an der Bildung des Knochenproteins Osteocalcin beteiligt und hemmt nach der Menopause die Calcium-Freisetzung aus den Knochen. Die gängige Empfehlung von fünf Portionen Obst/Gemüse am Tag kommt somit auch Ihren Knochen zugute – diese Empfehlung ist für jeden zu schaffen (siehe auch „12. Guter Rat ist NICHT teuer! – Einfache Ernährungsempfehlungen“, S. 129).

Moderater Alkoholkonsum zeigte in einer Studie eine positive Wirkung auf die Knochendichte bei Frauen im Alter von 65–77 Jahren[83]. Dies ist allerdings kein Freibrief, um Unmengen an Alkohol zu konsumieren! Die Dosis macht bekanntlich das Gift: Alkoholmissbrauch bewirkt sogar einen gesteigerten Knochenabbau[79]. Mitunter ist die Wirkung von Alkohol auch altersabhängig. Neueren Erkenntnissen zufolge ist Alkoholkonsum bei 45–70 Jährigen generell mit verringerter Kieferknochendichte assoziiert – besonders aber bei Personen mit einer Alkoholaufnahme von mehr als vierzehn Einheiten in der Woche[84]. Eine Alkohol-Einheit entspricht ca. 1/4 Liter Bier oder 1/8 Liter Weißwein (bei Rotwein entspricht aufgrund dessen höheren Alkoholgehaltes eine geringere Menge einer Alkohol-Einheit).

Niedriges Körpergewicht bzw. Gewichtsreduktion senkt die Knochendichte und erhöht das Risiko für Knochenbrüche. Ständiges Diäthalten geht daher auch mit einer geringeren Knochendichte einher. Auch Anorexie (Magersucht) wirkt sich negativ auf die Knochendichte aus, mitunter ist hier die Zufuhr von Calcium und anderer für die Knochengesundheit wichtiger Nährstoffe zu gering. Zudem haben Anorektikerinnen – ähnlich postmenopausaler Frauen – einen geringeren Östrogenspiegel.

Wenn Sie also zu jenen Personen gehören, die häufig verschiedene Diäten ausprobieren, bedenken Sie, dass Sie Ihren Knochen auf lange Sicht damit schaden können.

Bei eiweißreicher Ernährung – vor allem tierisches Eiweiß – ist die Calciumausscheidung im Urin deutlich höher. Eine hohe Aufnahme von tierischen Proteinen könnte somit einen negativen Einfluss auf die Knochengesundheit haben. Studien kamen diesbezüglich jedoch zu sehr unterschiedlichen Ergebnissen[79] – daher bedarf es zur Proteinaufnahme und Knochengesundheit noch weiterer Untersuchungen. Grundsätzlich scheint jedoch Eiweiß – je nachdem ob es aus Fleisch oder aus Milchprodukten stammt – unterschiedliche Auswirkungen im Körper zu haben: Milchprotein dürfte eine eher positive Wirkung, Protein aus Fleisch eher eine negative Wirkung auf den Knochen haben[85]. Bei Fleisch und Fleischwaren wird daher Sparsamkeit empfohlen. Bei älteren Menschen, die oft von Proteinmangel betroffen sind, ist jedoch auf ausreichende Proteinzufuhr zu achten[79]. Gute Proteinquellen sind Fleisch, die Kombination aus Milchprodukten und Getreide (z.B. Käsebrot, Müsli mit Mich), Kartoffeln mit Ei, oder Getreide mit Hülsenfrüchten (z.B. Reis mit Linsen, Knödel mit Linsen).

Was also essen? Orientieren Sie sich am besten an der Lebensmittelpyramide (siehe „12. Guter Rat ist NICHT teuer! – Einfache Ernährungsempfehlungen“, S. 129)!

Unser Lebensstil macht uns gesund – oder krank

Abgesehen von sonstigen schädlichen Wirkungen des Rauchens reduziert es auch die Knochendichte und erhöht das Risiko einer Knochenfraktur.

Bewegung! Sie wirkt sich in zweierlei Hinsicht positiv auf die Knochengesundheit aus: Zum einen haben sportlich aktive Menschen eine höhere Knochenmasse und Knochendichte, zum anderen ist das Sturzrisiko – und damit das Risiko eines Knochenbruches – durch regelmäßige körperliche Bewegung aufgrund verbesserter Balance und Koordination niedriger. Kinder sollten täglich eine Stunde aktiv sein, Erwachsene mindestens eine halbe Stunde mehrmals pro Woche[79].

Osteoporose in der Schwangerschaft

Auf längere Sicht gesehen wirkt sich eine Schwangerschaft nicht negativ auf die Knochendichte aus. Es gibt jedoch Frauen, die während der Schwangerschaft eine Osteoporose entwickeln. Das Auftreten schwangerschaftsassoziierter Osteoporosen folgt allerdings keinem offensichtlichen Muster.

> *Was heißt das nun für die Schwangere? Wenn Sie eine Schwangerschaft planen, sollten Sie umso mehr darauf achten, vor Beginn ausreichend mit Calcium versorgt zu sein. Während der Schwangerschaft wird – ebenso wie bei der generellen Prävention der Osteoporose – eine knochenstoffwechselgesunde Ernährung und regelmäßige körperliche Aktivität empfohlen[79].*

Osteoporose als Folge von Laktoseintoleranz und Zöliakie?

Wenn Sie unter Laktoseintoleranz (Milchzuckerunverträglichkeit) leiden, dann sind Sie nicht allein: 20–25% der ÖsterreicherInnen und 10–20% der Deutschen sind davon betroffen![86].

Bei Laktoseintoleranz wird Laktose (= Milchzucker) aufgrund des fehlenden Enzyms Laktase nicht ausreichend gespalten. Die Laktose gelangt unverdaut in den Dickdarm und wird dort von Bakterien zu kurzkettigen Fettsäuren (Essig-, Butter- oder Proprionsäure uvm.), Kohlendioxid und Wasserstoff abgebaut. Diese Stoffe sind dann verantwortlich für erhöhtes Druckgefühl im Bauch, Blähungen und Durchfälle.

Mit Osteoporose hat Laktoseintoleranz insofern zu tun, als Milchprodukte *die* Calciumlieferanten schlechthin sind – aber viele Molkereiprodukte eben auch Milchzucker (Laktose) enthalten. Hier bedarf es daher einer genaueren, differenzierten Betrachtung: beispielsweise sind Hartkäsesorten wie Parmesan oder Emmentaler Laktose arm, zugleich aber hervorragende Calciumlieferanten. Calcium angereicherte Sojadrinks sind eine gute Milchalternative, ebenso gibt es laktosefreie Milch im Handel.

Von Zöliakie sind mittlerweile bis zu 1% der Bevölkerung betroffen. Unentdeckte und folglich unbehandelte Zöliakie führt zu reduzierter Knochendichte[87].

Bei Zöliakie besteht eine Unverträglichkeit gegenüber Gluten (einem Getreideeiweiß, das v.a. in Weizen, Dinkel und Roggen vorkommt). Ursache ist ein (genetisch bedingter) Enzymmangel in der Dünndarmschleimhaut, der den Abbau des Glutens verhindert. Aufgrund dieser Unverträglichkeit kommt es beim Konsum glutenhältiger Lebensmittel zu Schädigungen der Schleimhaut im Dünndarm. Speziell die Dünndarmzotten sind davon betroffen. Durch die Schädigung der Dünndarmzotten können verschiedene Nährstoffe wie Vitamine, Mineralstoffe, Kohlenhydrate und wertvolle Fette nur teilweise oder gar nicht mehr über den Dünndarm aufgenommen werden. Die betroffenen Personen müssen daher eine streng glutenfreie Ernährung einhalten.

Therapie ist möglich

Die Osteoporose-Therapie umfasst unterschiedliche Maßnahmen, auch medikamentöser Art. Auf Details zu diesen Therapien wird an dieser Stelle verzichtet, da diese über den Ernährungsbereich hinausgehen und mit einem Arzt oder einer Ärztin besprochen werden müssen!

Erhalten Sie sich die Jugend in den Knochen

Ein gesundes Skelett mit starken Knochen ist wesentlich für eine aufrechte Bewegung und einen sicheren Gang bis ins hohe Alter. Mobil und bewegungsfähig zu sein steigert unsere Lebensqualität enorm.

9. Angstdiagnose Krebs

Menschen, die gegen eine Krebserkrankung kämpfen, teilen ihre Zeit oft in die Zeit vor und nach der Diagnose ein. Wie bei vielen schweren Erkrankungen, verlieren Patienten ihre Unbeschwertheit und was vorher eine große Rolle im Leben gespielt hat, verschwindet plötzlich hinter dem Wort Krebs – und dem was dahinter steht.

Welche Rolle kann das Essen bei der Vorsorge spielen?

Was ist Krebs?

Unter „Krebs" versteht man Gewebe, das durch unkontrolliertes Zellwachstum entsteht. Dieses Zellgewebe schädigt in Folge Organe und behindert die Organfunktionen. Die Krebsentstehung – die sogenannte Kanzerogenese – beruht auf einer Schädigung der DNA. In vielen Fällen beginnt eine Krebserkrankung mit einem Kontakt der DNA mit kanzerogenen Substanzen – das können im Körper gebildete Sauerstoffradikale sein, (siehe Kapitel „5. Reif & schön", S. 63) oder auch Umweltfaktoren wie Strahlen, Viren, chemische Substanzen, usw. Auch Ernährungsfaktoren haben einen Einfluss auf die Entwicklung verschiedener Krebsarten[88].

In Österreich erkranken jedes Jahr ca. 36.000 Menschen an Krebs, in Deutschland sind es 436.500. Männer sind etwas häufiger betroffen als Frauen. Für beide Geschlechter stellen Krebserkrankungen nach Herz-Kreislauferkrankungen die zweithäufigste Todesursache im Erwachsenen- und Seniorenalter dar[89,90]. Die Zahl der Neuerkrankten steigt mit zunehmendem Alter an.

Genetische Ursachen spielen eine Rolle. Wenn bereits jemand in Ihrer Familie an Krebs erkrankt ist, sollten Sie ganz speziell auf sich und Ihre Gewohnheiten achten.

Geben Sie der Krebsvorsorge eine Chance!

Dem Krebs vorzubeugen, beginnt mit Ernährung und körperlicher Aktivität. Prävention via Ernährung startet sogar bereits im Säuglingsalter, und ist lebenslänglich relevant: denn schon das Stillen hilft, Übergewicht bei Kindern vorzubeugen (siehe Kapitel „1. Wellness im Mutterleib und danach“, S. 15), und legt damit den ersten Grundstein zur Krebsprävention!

Ein Bericht des World Cancer Research Fund und des American Institute for Cancer Research[91], der von Wissenschaftlern rund um den Globus erstellt wurde und tausende Studien in Betracht zog, formuliert Empfehlungen, um Krebserkrankungen vorzubeugen. Das können Sie also ganz gezielt tun:

Bleiben Sie innerhalb Ihres Normalgewichts so schlank wie möglich! Eine Zunahme des Körpergewichts und des Bauchumfangs sollte im Erwachsenenalter vermieden werden. Dies könnte eine der wichtigsten Maßnahmen überhaupt sein.

Körperliche Aktivität ist wichtig! Mindestens 30 Minuten moderate Aktivität pro Tag, z. B. schnelles Gehen, wird empfohlen. Für eine bessere Leistungsfähigkeit sind 60 Minuten moderate oder 30 Minuten intensivere Aktivität anzustreben (siehe Kapitel „16. Kein Sport ist Mord – Leben und Anti-Ageing ist Bewegung “, S. 190). Bewegung schützt vor manchen Krebsarten und hilft, das Körpergewicht zu halten.

Wenig Energie dichte Lebensmittel wie Gemüse verzehren und zuckerhältige Getränke vermeiden! Fast Food sollte – wenn überhaupt – nur selten verzehrt werden. Auch diese Empfehlung zielt primär auf die Prävention von Gewichtszunahme und Übergewicht ab.

Ein hoher Verzehr pflanzlicher Lebensmittel schützt gegen manche Krebsarten! Essen Sie fünf Portionen Obst/Gemüse am Tag (siehe Kapitel „12. Guter Rat ist NICHT teuer! – Einfache Ernährungsempfehlungen“, S. 129). Auch relativ unverarbeitete Getreideprodukte und Hülsenfrüchte sind empfehlenswert, sie liefern Ballaststoffe und haben eine niedrige Energiedichte. Die einzige Pflanze, die unbedingt zu meiden ist, ist die Tabakpflanze.

Essen Sie so wenig rotes Fleisch wie möglich und vermeiden Sie verarbeitetes (geräuchertes, gebeiztes, gesalzenes oder chemisch konserviertes) Fleisch! Das bedeutet jedoch nicht, dass auf Fleisch gänzlich verzichtet werden soll oder muss.

Begrenzen Sie Ihren Alkoholkonsum! Da ein moderater Alkoholkonsum wahrscheinlich das Risiko für koronare Herzerkrankungen reduziert, sollten (gesunde) Männer nicht mehr als zwei Gläser pro Tag und Frauen nicht mehr als ein Glas pro Tag trinken (wobei 1 Glas 10–15 g Alkohol entspricht).

Salz gibt vielen Speisen Geschmack, dennoch sollten Sie nicht zu viel davon konsumieren! Gesalzene, gepökelte Lebensmittel sollten Sie weitgehend vermeiden. Ein zu hoher Salzkonsum (wie permanentes „Nachsalzen“ Ihrer Speisen) scheint die Entstehung mancher Krebsarten zu fördern, zum Beispiel Magenkrebs.

Achten Sie auf die Qualität Ihrer Speisen und verzehren Sie keinesfalls schimmlige Getreide und Hülsenfrüchte! Aflatoxine, Schimmelpilzgifte, sind eine überzeugende Ursache für Leberkrebs.

Nahrungsergänzungsmittel werden nicht zur Krebsprävention empfohlen! Insgesamt kann noch keine sichere Nutzen-Risiko-Einschätzung gemacht werden.

Stillen! Das schützt Mütter vor Brustkrebs und Kinder vor Übergewicht.

Diese Empfehlungen sind nicht nur im Sinne der Krebsprävention sinnvoll!

Sommerzeit – Grillzeit – Krebszeit?

Mit der warmen Jahreszeit wird die Grillsaison eröffnet. Wer mag das nicht, in den Gärten duftet es wunderbar und meist ist Grillen ein geselliges Ereignis, das entsprechend zelebriert wird. Viele von Ihnen wissen vermutlich um die Krebs erregenden (kanzerogenen) Substanzen, die beim Grillen entstehen können. „Schuld" sind sogenannte polyzyklische Kohlenwasserstoffe, die beim Grillen über Holzkohle entstehen können. Zudem können bei gepökeltem Fleisch beim Grillen Nitrosamine entstehen. Nitrit im Pökelsalz reagiert bei sehr hohen Temperaturen mit Eiweißbestandteilen aus Fleisch oder Wurst. Die resultierenden Nitrosamine sind Krebs erregend.

Grillen ist natürlich auch eine Genussfrage! Im Sinne der Krebsprävention ist Grillen aber nicht gleich Grillen. So können Sie Ihren Grillgenuss beibehalten ohne dabei kontraproduktiv für Ihre Gesundheit zu agieren:

Tipps

Bei Verwendung von Holzkohlegrills legen Sie das Grillgut erst dann auf, wenn die Kohle gut durchgeglüht ist. Aluminiumschalen verhindern außerdem, dass das Fett aus Fleisch oder Wurst in die Glut tropft und raucht – das Grillgut ist somit vor den genannten polyzyklischen Kohlenwasserstoffen im Rauch geschützt. Mageres Fleisch verhindert auf natürliche Weise, dass Fett zu tropfen beginnt, und ölige Marinaden können vom Grillgut abgetupft werden. Der Brauch, Bier über das Fleisch zu gießen, ist keinesfalls empfehlenswert: Es tropft in die Glut und erzeugt ebenfalls Rauch. Salz öffnet die Poren und ermöglicht, dass das Fleisch tropft. Salzen und würzen Sie das Fleisch daher erst nachher! Gepökeltes Fleisch ist zum Grillen nicht empfehlenswert. Dass das Grillgut nicht verkohlt werden sollte, ist klar. Und zu guter Letzt kann Gegrilltes sinnvoll ergänzt werden: durch pflanzliche Lebensmittel wie Salate, Kräuter und Gemüse[92]!

Als Vegetarier können Sie beispielsweise Pilze, Paprikastreifen, Zucchinischeiben, Gemüsespieße, Maiskolben, Erdäpfel, Halloumikäse (= Grillkäse), Sojagrillprodukte und natürlich Brotscheiben grillen. Lassen Sie auch vegetarisches Grillgut nicht verbrennen. Wenn Sie kein Bier darüber schütten und somit keinen Rauch erzeugen, und das Gemüse vorher nicht einölen (wenn, dann bitte analog wie das Fleisch in eine Alugrilltasse legen!), kann wenig schief gehen. Und Sie erreichen mit dieser Grill-Mahlzeit gleich mehrere der empfohlenen fünf Portionen Obst & Gemüse am Tag.

Schimmelpilzgifte und Krebs

Die Empfehlung „Keine schimmligen Getreide und Hülsenfrüchte verzehren“ wies bereits auf Aflatoxine hin. Aflatoxine sind eine überzeugende Ursache für Leberkrebs, können aber auch zahlreiche andere Krankheiten, zum Beispiel chronische Hepatitis, Gelbsucht und Leberzirrhose verursachen. Aflatoxine entwickeln sich bevorzugt auf Getreide, getrockneten Früchten und Gewürzen. Neben Aflatoxinen werden auch andere Schimmelpilzgifte mit Krebs assoziiert: In manchen Regionen der Welt wird beispielsweise ein Zusammenhang zwischen dem Verzehr großer Mengen von Mais, der mit Fumonisinen kontaminiert ist, und dem Auftreten von Speiseröhrenkrebs vermutet. Auch wenn Schimmelpilzgifte nur bei Aufnahme großer Mengen toxisch sind, kann eine lange anhaltenden niedrige Dosis ebenfalls Gesundheitsrisiken mit sich bringen[93].

Was essen bei Krebs?

Ernährung ist auch im Rahmen der Therapie wichtig und spielt eine wesentliche Rolle. Bereits an Krebs Erkrankte sollten sich unbedingt von speziell ausgebildeten Ernährungsfachkräften im Zusammenspiel mit Ärzten betreuen lassen, denn die Empfehlungen richten sich hier nach ganz individuellen Kriterien. Durch verschiedene Behandlungen und Chemotherapien haben manche Patienten oft keinen Appetit. Eine individuelle Kost soll einer Unterernährung vorbeugen.

Leben vor, mit und nach Krebs

Obwohl viel geforscht wird und immer mehr und effektivere Erkenntnisse und Behandlungsmethoden gefunden werden, ist niemand vor Krebs gefeit. Generell ist das Risiko zu erkranken höher, je mehr belastende Faktoren zusammentreffen. Deshalb zahlt es sich aus, sein Leben an einer gesunden Lebensweise auszurichten.

10. Krankheiten, die unsere Sinneswelt verändern

Unsere Mahlzeiten nehmen wir mit allen Sinnen wahr: wir sehen die Farbe, Form und Konsistenz der Produkte. Wir riechen und schmecken sie, und wir nehmen im Mund wahr, wie weich oder hart, glatt oder rau, fasrig oder homogen sie sich anfühlen. Manche Früchte, Gemüse , Kekse oder Cracker knacken beim Abbeißen – ein Zeichen für Frische.

Bei manchen Krankheiten sind einzelne Sinne beeinträchtigt – meist ist es der Geruchssinn. Das sollte kein Grund sein, dem Essen keinen Stellenwert mehr zu geben! Im Gegenteil, hier ist es besonders wichtig, Speisen zu wählen oder zuzubereiten, welche die intakten Sinne verstärkt ansprechen. Auch bei schlechtem Geruchssinn sehen wir, ob eine Mahlzeit optisch ansprechend gestaltet ist, und neben den Grundgeschmacksrichtungen können bei Riechverlust verschiedene Konsistenzen und Temperaturen wahrgenommen werden.

Genuss beim Essen trägt zur Lebensqualität bei – wichtig ist es daher, diese auch bei Krankheit so gut es möglich ist zu bewahren!

Krankheiten, die die Wahrnehmung des Essens beeinflussen

Patienten mit Alzheimer, Parkinson oder Schizophrenie können in der Wahrnehmung des Essens beeinträchtigt sein. Auch infolge einer Krebsbehandlung kann die Wahrnehmung verändert werden. In jüngeren Jahren ist Bulimie (Ess-Brech-Sucht) ein Beispiel. Zudem beeinträchtigen viele Medikamente den Geruchs- und Geschmackssinn, was zu einer schlechteren Nährstoffzufuhr führt.

Das langsame Vergessen – Alzheimer

Bereits 1906 beschrieb Alois Alzheimer das nach ihm benannte Krankheitsbild – doch auch mehr als 100 Jahre später ist keine Heilung möglich. Im besten Fall wird eine Verzögerung des Krankheitsverlaufes von sechs bis zwölf Monaten erreicht[94]. Die Beeinträchtigungen im Geruchssinn sind sogar so deutlich, dass sie zu einer Frühdiagnose für Alzheimererkrankung herangezogen werden können.

In einer Studie wurde die Sinnesleistung von Personen mit familiär erhöhtem Alzheimer-Risiko einer gesunden, vergleichbaren Kontrollgruppe gegenüber gestellt. Die Personen erhielten diverse Geruchs- und Geschmackstests. Personen mit genetischer Anlage für Alzheimer hatten eine höhere Geruchserkennungsschwelle (siehe Exkurs) für die Substanz Phenylethylalkohol (Duft nach Rosen), das heißt, dass mehr Rosenduft nötig war, um als solcher erkannt zu werden. Auch im Geruchs- und Geschmacksgedächtnis waren Probanden mit erhöhtem familiären Alzheimerrisiko schlechter als die Kontrollgruppe.

Wie wurde das herausgefunden? Beim Geruchsgedächtnis rochen die Probanden zuerst an einer Geruchsprobe und zählten danach laut von 1 bis 10, bevor sie 4 Gerüche zu riechen bekamen. Aus diesen vier Gerüchen musste der zehn Sekunden zuvor gerochene erkannt werden. Der Geschmackstest sah ähnlich aus: Die Probanden bekamen zuerst eine Geschmacksrichtung zu kosten (süß, sauer, salzig oder bitter; die fünfte Grundgeschmacksart umami wurde nicht inkludiert), zählten bis zehn, erhielten dann alle vier Geschmacksproben und mussten die zuvor bereits gekosteten heraussuchen[95].

Kleiner Exkurs zu Schwellen

In wissenschaftlichen Studien werden oft Schwellenwerttests durchgeführt. Es werden folgende Schwellen unterschieden:
Reizschwelle = niedrigste Reizintensität (z. B.: Menge eines Duftstoffes), die gerade noch eine Empfindung hervorruft, welche aber noch nicht erkennbar ist.
Erkennungsschwelle = niedrigste Reizintensität, die eine erkennbare Empfindung hervorruft (Geruchserkennungsschwellen von Patienten im Vergleich zu Gesunden werden häufig für Rosenduft ermittelt).
Unterschiedsschwelle = gerade noch wahrnehmbare Steigerung der Reizintensität.
Sättigungsschwelle = maximale Empfindung, die auch durch Reizver-

stärkung (beim Geruchssinn: noch mehr Aromastoff) nicht mehr erhöht werden.

Eine aktuelle Studie untersuchte die Geruchsleistung und kognitive Funktionen von Alzheimerpatienten, Personen mit leichter kognitiver Beeinträchtigung sowie von gesunden, älteren Menschen. Die Geruchsleistung wurde anhand der Erkennungsschwelle vom Rosenduft Phenylethylalkohol, der Unterscheidung zwischen Gerüchen und der Geruchserkennung getestet. Beim Testen der kognitiven Funktionen ging es um die Aufmerksamkeit, logisches Denken, Erinnerungsvermögen, Benennung und Redegewandtheit. Die gesunden älteren Menschen schnitten bei sämtlichen Tests am besten ab, Alzheimerpatienten am schlechtesten[96]. Unklar ist noch, ob die Defizite in der Geruchswahrnehmung vor, simultan oder nach dem Auftreten anderer klinischer Manifestationen auftreten.

Schizophrenie – Leben in einer anderen Welt?

Im allgemeinen Sprachgebrauch wird Schizophrenie z. T. fälschlicherweise für „gespaltene Persönlichkeit" oder Widersprüchlichkeit verwendet. Tatsächlich ist Schizophrenie jedoch eine Erkrankung, die zu Störungen der Informationsverarbeitung, zu Trugwahrnehmungen, Ängsten und Wahnideen führen kann.

Schizophreniepatienten schnitten bei einem Geruchserkennungstests ähnlich schlecht ab wie Alzheimerpatienten[97]. Auch Schmeckstörungen können bei Schizophrenie auftreten[98].

Parkinson – schleichender Verfall

In Österreich sind etwa 30.000 Personen an Morbus Parkinson erkrankt. Die Erkrankung beginnt meist zwischen dem 50. und 60. Lebensjahr, Männer sind öfter als Frauen betroffen. Morbus Parkinson ist eine langsam fortschreitende neurologische Erkrankung. Sie entsteht durch einen Funktionsverlust jener Gehirnzellen, die den Botenstoff Dopamin produzieren. Da Dopamin die Körperbewegungen beeinflusst, sind die Hauptsymptome Versteifung der Muskulatur und ein ruckartiger Bewegungsablauf, Zittern in Ruhe, Verlangsamung und Verarmung der Bewegungen sowie Schwierigkeiten bei simultanen Abläufen und einer Störung der aufrechten Haltung[99].

Defizite beim Riechen sind auch bei Morbus Parkinson ein Frühsymptom, das bereits vor dem Auftreten motorischer Symptome deutlich merkbar ist[100]. In einer Studie erwies sich die Geruchsleistung von 101 der untersuchten 102 Parkinson-Patienten regelrecht als pathologisch. Geruchsschwelle, Geruchserkennung und Unterscheidung von Gerüchen war schlechter in der Parkinsongruppe als in der Kontrollgruppe[101].

Bulimie – wenn Essen nicht satt macht

Bulimia nervosa, die sogenannte Ess-Brech-Sucht, ist eine Essstörung, die oft lange Zeit vom sozialen Umfeld der betroffenen Person nicht erkannt wird, da sich das Gewicht der Betroffenen nicht maßgeblich ändert. Der Teufelskreis besteht aus Unterdrückung des Hungers, gefolgt von Heißhungerattacken und völlig überdimensionaler Nahrungsaufnahme, die wiederum durch herbeigeführtes Erbrechen, den Einsatz von Abführmitteln oder Entwässerungsmitteln kompensiert werden[102]. Bulimie kann auch Ursache für Schmeckstörungen sein[103]. Hinter diesem gefährlichen Krankheitsbild stecken seelische Erkrankungen, die jedenfalls ärztlich behandelt werden müssen.

Wenn das Herz nicht mehr mitspielt – Herz-Kreislauferkrankungen

Rauchen, Übergewicht, Bluthochdruck – unsere westliche Lebensweise begünstigt die Entwicklung von Herz-Kreislauferkrankungen. Die Herzkranzgefäße, die den Herzmuskel mit Sauerstoff versorgen, werden verengt. Dies geschieht durch Fett- und Kalkablagerungen an den Innenwänden und führt dazu, dass dem Herzmuskel nicht mehr ausreichend Sauerstoff zugeführt wird.

Auch hier erweist sich der Geschmackssinn – neben anderen Untersuchungsmitteln – als Barometer einer möglichen Gefährdung: 32 Patienten mit erstmaligem Herzinfarkt und 42 gesunde Menschen (Kontrollgruppe) im Alter von 41–65 Jahren wurden hinsichtlich ihrer Wahrnehmung der Grundgeschmacksarten süß, sauer, bitter, salzig und umami sowie von metallisch untersucht. Die Patienten nahmen metallisch sowie alle Grundgeschmacksarten mit Ausnahme von sauer bei niedrigeren Konzentrationen wahr als die gesunden – d. h. sie waren empfindlicher! [104].

Migräne – Gewitter im Kopf

Menschen, die an Migräne leiden, erleben die furchtbarsten Schmerzattacken, die Stunden oder sogar Tage anhalten können. Die Frage, ob die Ernährung dabei eine Rolle spielt, ist so alt wie die Suche nach den Ursachen. Jedenfalls aber kann bei Migräne die Wahrnehmung von Licht, Lärm oder Gerüchen gesteigert sein.

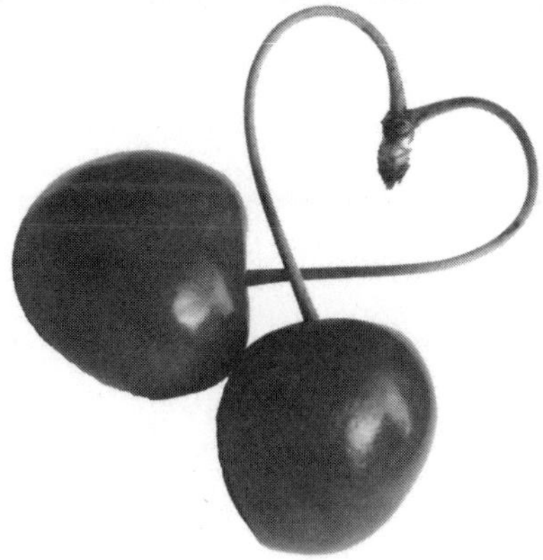

IV. Ernährungs-abhängige Gesundheit

11. Sein und Schein? – Wie essen Österreich, Deutschland und die Schweiz?

Echt fett: 19% der 6- bis 15-jährigen österreichischen Schulkinder, 42% der 18- bis 65-jährigen Erwachsenen und 40% der über 65-jährigen Österreicher sind übergewichtig oder sogar fettleibig! Buben und Männer weisen häufiger als Mädchen und Frauen einen Body Mass Index über dem wünschenswerten Bereich auf. Die Zahl Übergewichtiger nimmt in allen Altersgruppen und beiden Geschlechtern stetig zu. Forschungsergebnisse zeigen, dass aus dicken Kindern oftmals übergewichtige Teens und Erwachsene werden, daher sollte Vorsorge schon in jungen Jahren ein Thema sein (siehe Kapitel „4. Leibesmitte – in Form von Apfel, Birne oder Quitte“, S. 50).

In Deutschland sind etwa 15% der 6-jährigen Kinder als zu dick einzustufen, und den Ergebnissen der 2. Nationalen Verzehrstudie zufolge 68% der 14- bis 80-jährigen Männer, sowie jede zweite Frau. In der Schweiz kämpfen etwa 37% der Bevölkerung mit ihren Kilos.

Eigentlich müssten Länder, in welchen Wohlstand und Überfluss in der Bevölkerung zu verzeichnen sind, sich glücklich schätzen. Doch Übergewicht stellt das größte Ernährungsproblem unserer Epoche dar, da es für zahlreiche chronische Erkrankungen (mit)verantwortlich ist (siehe Kapitel „III. Ernährungsabhängige Krankheiten“, S. 87). Wie können wir uns vor der Verfettung, wie sie in den USA schon festzustellen ist, schützen?

Die Lösung ist in der Theorie sehr einfach, braucht man doch nur die aus dem Gleichgewicht geratene Energiebilanz wieder ins richtige Lot zu bringen: weniger Energie über die Nahrung zuführen und mehr Energie durch körperliche Aktivität verbrauchen. In der Praxis ist das für viele ein hoch gestecktes Ziel.

Nährstoffe – Zwischen zu viel und zu wenig

Wie gut die Österreichische, Deutsche und Schweizer Bevölkerung mit Nährstoffen versorgt ist, zeigen die Ernährungsberichte der einzelnen

Länder auf[105,106,107]. „Sag mir, was du isst, und ich sage dir, wer du bist“ – was sagt die Zusammensetzung unserer Nahrung über uns aus und wie liegen wir hier im Vergleich mit anderen? Die Analyse von Daten zum Ernährungsverhalten soll helfen, das gesundheitsfördernde Potential unserer Ernährung zu nutzen, indem wir unsere Gewohnheiten optimieren.

Resultate aus Ernährungsprotokollen bzw. Agrarstatistiken werden dazu mit den von den deutschsprachigen Gesellschaften für Ernährung von Deutschland, Österreich und der Schweiz (kurz als D.A.CH bezeichnet) veröffentlichten Referenzwerten für die Nährstoffzufuhr verglichen[108].

Wie wir Österreicher essen – Nährstoffzufuhr

Paradox erscheint, dass trotz der hohen Übergewichtszahlen in Österreich die Zufuhr an *Nahrungsenergie* unter den Empfehlungen liegt. Dies lässt sich allerdings ganz einfach erklären: die Referenzwerte gelten für Personen mit mittlerer körperlicher Aktivität, welche die meisten von uns nicht erreichen (siehe Kapitel „4. Leibesmitte – in Form von Apfel, Birne oder Quitte “, S. 50).

- Die Fettzufuhr ist verbesserungswürdig.

Mit Ausnahme der Kinder essen die Österreicher zu fett und zudem treffen sie nicht immer die richtige Wahl: Die Aufnahme an gesättigten Fettsäuren, welche vor allem in Wurstwaren, Käse, Snacks und Süßem versteckt sind, ist deutlich zu hoch, während der Konsum einfach ungesättigter Fettsäuren (Oliven- und Rapsöl), welche einen wertvollen Beitrag für unsere Gesundheit leisten könnten, gesteigert werden sollte (siehe Kapitel „12. Guter Rat ist NICHT teuer! – Einfache Ernährungsempfehlungen“, S. 129).

- Die Proteinzufuhr ist befriedigend.

In allen Altersgruppen werden die D.A.CH.-Referenzwerte von 10–15% der Gesamtenergiezufuhr für Protein erreicht.

- Die Kohlenhydratzufuhr ist zu gering.

Die hohe Aufnahme an Fett und Protein geht zu Lasten der Kohlenhydrate. Der seltenen Zufuhr, aber auch der Qualität sollte unbedingt mehr Beachtung geschenkt werden. Durch Verringerung des Konsums von zuckerreichen Lebensmitteln (Kuchen, Schokolade, ...) und Steigerung des Verzehrs von Vollkornprodukten, Gemüse und Obst könnte die Aufnahme komplexer Kohlenhydrate und Ballaststoffe verbessert werden.

Ihr positiver Nutzen: Sie fühlen sich länger satt, nehmen weniger Kilokalorien zu sich, schützen Ihren Darm und betreiben so ganz einfach und genussvoll Gesundheitsvorsorge.

- Die Zufuhr an Vitaminen und Mineralstoffen ist zum Teil verbesserungswürdig.

Die Aufnahme an Folsäure und Vitamin D liegt in allen Altersgruppen unterhalb der Referenzwerte. Vitamin D können wir allerdings in der Haut synthetisieren, bei unzureichender Sonnenbestrahlung, sowie bei Personen mit Leber- und Nierenerkrankungen ist jedoch eine ausreichende Zufuhr über die Nahrung wichtig. Eine ausreichende Folsäurezufuhr ist insbesondere in Phasen des Wachstums von Bedeutung: Demnach sollten Frauen im gebärfähigen Alter, Schwangere, Stillende sowie Kinder und Jugendliche auf eine entsprechende Zufuhr achten. Außerdem erreicht die Calciumaufnahme in keiner der Altersgruppen die Empfehlungen. Demgegenüber ist der Natriumkonsum (Natriumchlorid = Speisesalz) generell zu hoch.

Außerdem sind in manchen Bevölkerungsgruppen die Zufuhr an Jod (Schulkinder und Schwangere), Vitamin B1, B2 und B6 (Schulkinder und Schwangere), sowie die Eisen- (Schulkinder, Frauen im gebärfähigen Alter), Kalium- (Schulmädchen) und Magnesiumversorgung (Senioren) zu verbessern.

Die folgende Übersicht gibt einen Überblick, welche Aufgaben einige Vitamine und Mineralstoffe in menschlichen Körper haben und welche ihre wichtigsten Quellen sind:

Vitamine	Wirkung	Gute Quellen
Vitamin B1	das Vitamin für den Kohlenhydratstoffwechsel beeinflußt unser Nervensystem	Fleisch, Fisch, Getreideprodukte, Hülsenfrüchte, Kartoffeln
Vitamin B2	das Vitamin für den Eiweißstoffwechsel	Milch und Milchprdukte, Fleisch, Vollkornerzeugnisse
Vitamin B6	das Vitamin für den Eiweißstoffwechsel, für das Nervensystem, zur Unterstützung des Immunsystems	Fleisch, Fisch, Vollkorn, Hülsenfrüchte, Kohl, Kartoffeln
Folsäure	Für die Blutbildung, Beschützer vor Herzinfarkt, und Neuralrohrdefekt bei Säuglingen	Hülsenfrüchte, Blattgemüse, Vollkorn, Hefe, fettarme Milchprodukte
Vitamin D	Für gesunde Knochen	Fisch, Leber, Eigelb, Pilze
Calcium	Für gesunde Knochen und Zähne, zur Nervenreizleitung, wesentlicher Faktor der Blugerinnung	Milch und Milchprodukte, Gemüse (Brokolli, Spargel), Samen (Leinsamen) und Nüsse
Magnesium	Für den Knochen und die Konzentration	Vollkorn, Nüsse, grünes Gemüse, Milchprodukte, Fisch, Sojabohne

Was wir essen – Lebensmittelverzehr

Österreich

Obwohl der Verbrauch an *Brotgetreide* zunimmt, liegt der Verzehr mit durchschnittlich 120 g/Tag deutlich unterhalb der empfohlenen Menge von 200–300 g. Insbesondere ist der Anteil an Vollkornprodukten mit nur 13% des gesamten Konsums zu gering. Kartoffeln werden – vermutlich aufgrund ihres Dickmacher-Images – auch zu wenig gegessen. Getreide könnte als gute Quelle für komplexe Kohlenhydrate, den Vitaminen der B-Gruppe und für Mineralstoffe wie Magnesium und Zink zur besseren Versorgung beitragen.

Die Empfehlung, fünf Portionen *Gemüse und Obst* täglich zu essen, erreichen Herr und Frau Österreicher leider nicht. Lediglich Frauen zwischen 18 und 65 Jahren essen die von der WHO empfohlenen 400 g/Tag. Zudem zeigt sich, dass wir Gemüsemuffel sind. Besonders gering ist der Verzehr von Hülsenfrüchten, die uns mit vielen Mikronährstoffen und Ballaststoffen versorgen könnten. Durch entsprechenden Konsum von Obst und Gemüse wäre unsere Versorgung mit Ballaststoffen, Vitamin C und Folsäure sicher gestellt.

Die Aufnahme von *Milch und Milchprodukten* liegt unterhalb der empfohlenen Menge, dennoch trägt sie mit über 50% in allen Altersgruppen wesentlich zur Calciumzufuhr bei. Daneben sind in Milchprodukten hochwertige Proteine, die Vitamine B2 und B12 sowie Jod zu finden. Milchprodukte enthalten aber auch viel Fett und gesättigte Fettsäuren, daher sollten Sie fettarme Produkte wählen.

Der Konsum tierischer Produkte wie Fleisch ist in der österreichischen Bevölkerung zu hoch. Fleisch stellt zwar eine gute Quelle für Protein, Eisen, Zink und Vitamine der B-Gruppe dar, ein hoher Verzehr von Fleisch und Wurstwaren geht jedoch mit einer hohen Aufnahme an gesättigten Fettsäuren, Cholesterin, Purinen und Kochsalz einher. *Fisch* hat in Österreich leider nicht den Stellenwert, den er verdient: Fisch ist eine hervorragende Quelle für Jod und Vitamin D. Fettfisch (Lachs, Makrele, Hering, Thunfisch, ...) ist aufgrund seines Gehalts an den gesundheitsfördernden Omega-3-Fettsäuren empfehlenswert (siehe Kapitel „15. Kopfnuss – Das Gehirn als Vielfraß“, S. 178). *Eier* sind ebenfalls reich an Nährstoffen und die ihnen nachgesagten negativen Auswirkungen auf den Cholesterinspiegel wurden widerlegt (siehe Kapitel „7. Metabolisches Syndrom – tödliches Quartett“, S. 90).

In Österreich ist der Verzehr von *Fetten,* besonders an tierischen Fetten, welche meist reich an gesättigten Fettsäuren sind, zu hoch, während pflanzliche Öle in zu geringen Mengen konsumiert werden. Fette und besonders Öle liefern wichtige Nährstoffe wie essenzielle Fettsäuren und Vitamin E. Ein Austausch von Butter und Schmalz durch hochwertige Pflanzenöle wäre hin und wieder wünschenswert. Was allerdings nicht heißt, dass Sie keine Butter mehr auf Ihr Frühstücksbrot streichen dürfen. Abwechslung lautet die Devise!

Süßigkeiten werden zu häufig genossen, insbesondere von Kindern und Jugendlichen, und stehen in Zusammenhang mit Übergewicht.

Der *Getränke*konsum der österreichischen Erwachsenen ist mit 2,6 Liter für Frauen und 2,8 Liter für Männer äußerst zufriedenstellend, häufig werden Trinkwasser und Mineralwässer konsumiert.

Durch eine vielfältige Lebensmittelauswahl kann eine ausreichende Versorgung mit Nährstoffen sichergestellt werden. Der österreichische Ernährungsbericht 2008 zeigt, dass mit dem in Österreich vorhandenen Nahrungsangebot und den üblichen Ernährungsgewohnheiten der Bedarf an Nahrungsenergie und an nahezu allen Nährstoffen bei allen Bevölkerungsgruppen gedeckt werden kann. Hinsichtlich der Aufnahme an Kilokalorien und einigen Nährstoffen (z. B. Fett, Zucker, Natrium) wurde sogar ein Überschuss festgestellt. Dennoch sind bestimmte Bevölkerungsgruppen aus verschiedenen Gründen (z. B. Mehrbedarf in der Schwangerschaft, Bedarf einer hohen Nährstoffdichte bei jungen Frauen und Senioren, ...) einem erhöhten Risiko einer unzureichenden Nährstoffzufuhr ausgesetzt.

Deutschland

In Deutschland macht sich die Abnahme des Verbrauchs von Getreide und Kartoffeln in einer verminderten Zufuhr von komplexen Kohlenhydraten und Ballaststoffen bemerkbar, die Aufnahme der Vitamine der B-Gruppe wird durch den hohen Fleischkonsum kompensiert. Die hohe Zufuhr an einfachen Zuckern stellt eine ungünstige Entwicklung dar. Auch die Deutschen schaffen trotz ansteigendem Obst- und Gemüseverbrauch das tägliche Ziel von fünf Portionen Obst und Gemüse nicht. Die Calciumversorgung wird vor allem durch den Konsum von Milchprodukten und Käse sicher gestellt, während der Verbrauch von

Trinkmilch abnimmt. Positiv ist, dass der Fettkonsum sinkt, allerdings entspricht die Zusammensetzung der Fette nicht den Empfehlungen, der Anteil an gesättigten Fettsäuren und Cholesterin ist wie in Österreich zu hoch und die wichtigen ungesättigten Fette aus pflanzlichen Quellen sind im Mangel. Bei den Getränken besteht in Deutschland dringender Handlungsbedarf in Hinblick auf den hohen Konsum von energiereichen Erfrischungsgetränken.

Der deutsche Ernährungsbericht 2008 zeigt, dass Kinder zwischen 1 und 18 Jahren zu wenig pflanzliche Lebensmittel und mit zunehmendem Alter zu viele fettreiche tierische Lebensmittel konsumieren. Die ungünstige Lebensmittelauswahl hat Folgen für die Nährstoffzufuhr: Die D.A.CH-Referenzwerte werden für Vitamin D und E, sowie Folsäure, Ballaststoffe, Calcium und Eisen (Mädchen) im Mittel unterschritten, während die Zufuhr an Proteinen verhältnismäßig hoch und die Fettsäurezusammensetzung ungünstig ist. Die Ergebnisse weisen auf die Bedeutung der Steigerung des Konsums von Gemüse und anderen pflanzlichen Lebensmitteln zur Vorsorge von ernährungsabhängigen Erkrankungen hin.

Schweiz

Der Schweizer Ernährungsbericht 2005 beurteilt die Versorgung der Bevölkerung anhand von Lebensmittelverbraucherzahlen, was nur eine generelle Abschätzung der Versorgungslage erlaubt, da der Verbrauch von Lebensmitteln nicht dem Verzehr entspricht (Verluste, Verderb, Tiernahrung, ... sind beinhaltet). Die Resultate deuten auf eine zufriedenstellende Versorgung der Schweizer Bevölkerung hin. Bezüglich der energieliefernden Nährstoffe Fett, Protein und Kohlenhydrate zeigt sich ein ähnliches Bild wie in Österreich. Die Fettzufuhr scheint in den letzen Jahren gesunken zu sein, allerdings entspricht die Fettqualität wie in den Nachbarländern nicht den Empfehlungen (zu hoher Anteil an gesättigten Fettsäuren), die Proteinzufuhr ist ausreichend und entstammt vornehmlich aus Fleisch, Milch und Milchprodukten sowie Getreide. Der Anteil der Kohlenhydrate an der Gesamtenergiezufuhr liegt mit 51% knapp über der Empfehlung, allerdings stammen 17% der Energiezufuhr aus Zucker – weit über der Empfehlung der WHO von 10%, während die Ballaststoffaufnahme mit 23 g/Tag deutlich unter den Empfehlungen der D.A.CH-Referenzwerte von 30 g/Tag liegt. Die Verbraucherdaten zeigen zudem, dass zu wenig Vitamin D und Folsäure zugeführt wird. Konkrete Aussagen über gefährdete Bevölkerungsgruppen können allerdings nicht getroffen werden.

Auffallend sind der rückläufige Verbrauch von Milch, Fleisch und Obst, sowie die Zunahme von Käse, Joghurt und Zucker. Bezüglich des Verbrauchs von Gemüse, Getreide, Reis und der Kartoffeln sowie von pflanzlichen Fetten und Ölen sind die Veränderungen gering. Der Fischkonsum ist im internationalen Vergleich niedrig.

Was wir alle verbessern können ...

Gesunde Ernährung führt nicht nur zu einer besseren Lebensqualität und zu mehr Wohlbefinden, sie kann Krankheiten verhindern und für mehr Attraktivität sorgen.

12. Guter Rat ist NICHT teuer! – Einfache Ernährungsempfehlungen

Haben Sie sich schon einmal gefragt, welche der vielen in Zeitschriften propagierten Ernährungsweisen besser ist – wenig Fett oder wenig Kohlenhydrate? Insgesamt wenig – oder nur wenig von manchen Produkten? Oder gilt hier gar das Prinzip: Viele Wege führen nach Rom? Macht es Sinn, Empfehlungen zu folgen, wenn ohnehin alle paar Jahre etwas anderes besser und noch wirksamer zu sein scheint? Und wenn Empfehlung, *wem* kann man wirklich trauen?

Und vor allem: Was ist das Ziel der verschiedenen Empfehlungen? Denn wir wollen ja nicht nur rasch irgendwo einen Mangel decken oder einzelne Kilos verlieren, sondern wir streben ein vitales, gesundes Leben an.

Denken Sie an eine ältere Person, die Ihnen optisch, geistig und körperlich fit vorkommt. Welche Faktoren haben Sie dabei vor Augen? Einen aufrechten Gang, eine humorvolle Person, die mobil ist, viel unternimmt und gerne unter Leuten ist oder eine Person, die immer nur über die Gesundheit jammert, Krankheiten und Zipperleins aufzählt und der so gar nichts schmeckt, die nichts genießen kann? Eine einfach zu beantwortende Frage. Um aber das Ergebnis zu erreichen, spielen viele verschiedene Bereiche des Lebens zusammen. Dafür geben wir Ihnen Tipps und Empfehlungen.

Vertrauenswürdige Ernährungsempfehlungen werden von Instituten, Gesellschaften und Expertenkreisen veröffentlicht, um damit die Grundlagen für eine vollwertige und ausgewogene Ernährung in der Bevölkerung zu ermöglichen (zum Thema „Ernährungsexperten" siehe das Kapitel „13. Nutrigenomik, Nutrigenetik", S. 165).

Empfehlungen, wie viel an einem Nährstoff pro Tag aufgenommen werden sollen, gelten als „Durchschnittswerte". Wird an einem Tag nicht die empfohlene Menge aufgenommen, so entsteht nicht gleich ein Mangel und Sie werden nicht gleich krank! Empfehlungen decken über den Normalbedarf hinaus auch den erhöhten Bedarf in spezifischen Situation wie z.B. bei Stress.

Einige Ernährungsempfehlungen sind derzeit selbst in Expertenkreisen einer heftigen Diskussion unterworfen. Galten vor einigen Jahren beispielsweise noch Fett und eine energiereiche Ernährung als verpönt, so wird derzeit von manchen Wissenschaftlern (vor allem aus den USA) die Einschränkung bestimmter Kohlenhydrate empfohlen (= Low Carb). Dies mündete in die Diskussion um den Glykämischen Index, der zusammen mit der Low Carb/Low Fat-Debatte in diesem Kapitel eingehend betrachtet wird.

Bei Ernährungsempfehlungen gibt es „Nährstoff-basierte“ und „Lebensmittel-basierte“.

Über Nährstoff-basierte Empfehlungen

Um lebenswichtige Funktionen und somit Gesundheit und Wohlbefinden zu gewährleisten, braucht unser Körper Nährstoffe. Als Nährstoffe werden Kohlenhydrate inklusive Ballaststoffe, Fette, Eiweiß, Vitamine und Mineralstoffe bezeichnet.

Kohlenhydrate, Fette und Eiweiß zählen zu den energieliefernden Nahrungsbestandteilen. Vitamine und Mineralstoffe sind Nährstoffe, die keine Energie liefern, aber für zahlreiche Abläufe im menschlichen Körper notwendig sind. Ihr Bedarf wird von vielen Faktoren beeinflusst: Alter, Geschlecht, körperliche Aktivität, Lebensphase, Medikamenteneinnahme, Krankheiten usw. wirken auf den Bedarf der einzelnen Nährstoffe ein und machen ihn somit zu einer sehr individuellen Größe.

Die Empfehlungen für den Nährstoffbedarf sind für Deutschland, Österreich und die Schweiz in den *D.A.C.H-Referenzwerten für die Nährstoffzufuhr* beschrieben. Im Anhang finden Sie aktuelle Nährstoffempfehlungen der D.A.C.H-Referenzwerte[108].

Bei den Empfehlungen wird hinsichtlich der Höhe der Zufuhr zwischen den verschiedenen Altersgruppen vom Säugling bis zum Senior und den Geschlechtern unterschieden. Es sollen Mangelerkrankungen und Mangelsymptome (z.B. Nachtblindheit bei Vitamin-A), aber auch ein *Zuviel* an Energie und Nährstoffen verhindert werden. Somit gewährleisten diese Nährstoffempfehlungen eine ausreichende Versorgung im Sinne einer ausgewogenen Ernährung.

Die Nährstoff-basierten Empfehlungen richten sich in erster Linie an Fachkräfte. Für KonsumentInnen gibt es Orientierungshilfen, die verständlicher und praxisorientierter sind. Zu diesen gehören die Lebensmittel-basierten Ernährungsempfehlungen.

Über Lebensmittel-basierte Empfehlungen

Neben den für Konsumenten eher theoretisch wirkenden nährstoffbasierten Empfehlungen erstellen Ernährungsverbände und wissenschaftliche Gremien Richtlinien, welche die Grundlagen einer ausgewogenen Mischkost auf anschauliche und verständliche Weise abbilden: die Lebensmittel-basierten Empfehlungen.

Diese Empfehlungen sollen Sie animieren, langfristig eine „gesunde Ernährung" im Sinne einer ausgeglichenen Mischkost einzuhalten. Nicht jeden Tag müssen diese Empfehlungen zwingend eingehalten werden. Eine Balance im Rahmen einer Woche ist ein „gesundes Maß". Einzig die Einhaltung einer ausreichenden Flüssigkeitszufuhr sollte täglich eingehalten werden.

Zu den Lebensmittel-basierten Empfehlungen gehören die „10 Regeln der DGE für vollwertiges Essen und Trinken" (siehe Kapitel „2. Angewöhnen – Umgewöhnen ", S. 23).

Weiters gibt es Darstellungen in Form von „Ernährungs-Pyramiden". In den letzten Jahren hat sich die Zahl an diesen veröffentlichten Darstellungen vervielfacht und leider zur Verunsicherung der KonsumentInnen beigetragen.

In Zusammenarbeit zwischen der deutschen und der österreichischen Gesellschaft für Ernährung (DGE bzw. ÖGE) und basierend auf den aktuellen D-A-CH-Referenzwerten für die Nährstoffzufuhr wurde die dreidimensionale Lebensmittelpyramide erstellt, welche die Empfehlungen anerkannter wissenschaftlicher Expertenkreise darstellt.

Die dreidimensionale Lebensmittelpyramide und der Ernährungskreis

Um Ernährungsrichtlinien und Ernährungsempfehlungen praxisnah an die Bevölkerung heranzutragen, sind grafische Modelle sehr anschaulich, weil man gleich versteht, worum es geht.

In der dreidimensionalen Lebensmittelpyramide werden die Hauptgruppen der Lebensmittel in einem bestimmten Verhältnis dargestellt um eine ausgewogene Mischkost sicherzustellen.

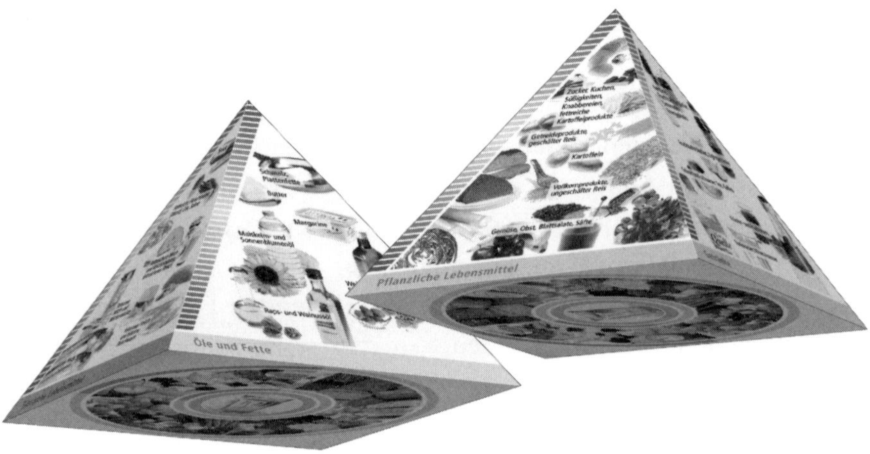

Abbildung 9: Dreidimensionale Lebensmittelpyramide, Quelle: Die Dreidimensionale Lebensmittelpyramide der DGE e.V. (2005)

Die „Basis" der dreidimensionalen Lebensmittelpyramide bildet der Ernährungskreis.

Der Ernährungskreis unterteilt das große Lebensmittelangebot in sieben Gruppen:

1. Getreide, Getreideerzeugnisse, Kartoffeln

2. Gemüse, Salat

3. Obst

4. Milch, Milchprodukte

5. Fleisch, Wurst, Fisch, Eier

6. Fette, Öle

7. Getränke

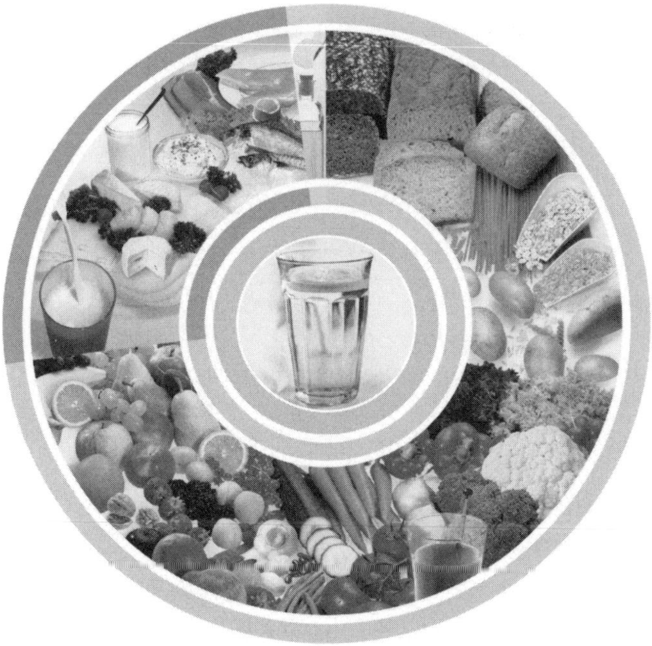

Abbildung 10: Grafische Darstellung des Ernährungskreises. Quelle: Der Ernährungskreis der DGE e.V. (2005)

Die Größe jedes einzelnen Segmentes entspricht der Menge, die aus dieser Gruppe verzehrt werden soll. Je größer demnach ein Feld ist, desto mehr sollte aus dieser Gruppe verzehrt werden. Umgekehrt gilt: Je kleiner ein Feld ist, desto geringer sollte die verzehrte Menge sein.

Der Ernährungskreis spiegelt eine vollwertige Ernährung wieder, bietet eine anschauliche Darstellungsform der Ernährungsempfehlungen und stellt das „Fundament“ der darauf errichteten dreidimensionalen Lebensmittelpyramide dar.

Entspricht Ihr Lebensmittelkonsum den Segmenten des Ernährungskreises?

Wie ist die dreidimensionale Lebensmittelpyramide zu lesen?

Im Grunde ist dies die einfachste Empfehlung, die man sich vorstellen kann. Lebensmittel, die an der Basis der einzelnen Pyramidenseiten stehen, sollten in größeren Mengen konsumiert werden; jene in den oberen Bereichen und in der Spitze der Pyramide hingegen nur in kleineren. Das Beste daran ist: Es gibt keine Nahrungsmittel, die verboten sind; allerdings sind regionale Lebensmittel zu bevorzugen.

Die Lebensmittel, die in den vier Pyramidenseiten dargestellt sind, wurden in folgende Gruppen eingeteilt:

Getränke
Lebensmittel vorwiegend pflanzlichen Ursprungs
Lebensmittel vorwiegend tierischen Ursprungs
Speisefette und Öle

Jeder dieser Lebensmittelgruppen ist eine der Seiten der Pyramide zu geordnet. Innerhalb der Dreiecke werden die Lebensmittel zu einer Gruppe anhand ihrer ernährungsphysiologischen Qualität geordnet. Empfehlenswerte Produkte, wie Obst, Gemüse, Fisch, fettarme Milchprodukte, mageres Fleisch, Raps- und Olivenöl, Trink- und Mineralwasser, stehen an der breiten Basis der Pyramidenseiten und sollen häufiger verzehrt werden. Produkte wie Wurstwaren, Schmalz, Süßigkeiten oder Limonaden stehen an der Spitze der Pyramidenseiten und sollten sparsam verwendet werden.

Die dreidimensionale Lebensmittelpyramide bietet den Vorteil, dass sie sowohl die Empfehlungen zu Lebensmittelmengen als auch deren ernährungsphysiologischen Wert verbrauchernah darstellt, wodurch eine individuelle Lebensmittelauswahl ermöglicht wird.

Die Richtlinien, die in die Lebensmittelpyramide integriert sind, lassen sich in folgenden Empfehlungen ausdrücken:

Getränke – flüssige Nahrung

Trinken Sie mindestens eineinhalb Liter Flüssigkeit über den Tag verteilt!

Ein ausgeglichener Flüssigkeitshaushalt stellt die Basis für einen Tag in Wohlbefinden dar; zu bevorzugen sind ungezuckerte Getränke wie Mineralwasser oder Früchte/Kräutertee; aber auch verdünnte Gemüse- und Fruchtsäfte stellen eine gute Abwechslung dar.

Wenn Sie gerne Süßes trinken, dann gönnen Sie sich verdünnte Fruchtsäften statt den „Nektaren“ und „Fruchtsaftgetränken“ und vermeiden Sie vor allem zuckerhaltige Limonaden. So können Sie einfach viele Kilokalorien sparen!

Tipp
Haben Sie schon einmal probiert einen Eistee an heißen Sommertagen selbst zu machen? Einfach Früchtetee aufgießen und mit frischen Kräutern wie Salbei oder Kamille und Konzentraten, wie dem des Holunders aufbessern, abkühlen lassen und fertig ist ein herrlich frisches Sommergetränk!

Lebensmittel pflanzlichen Ursprungs

Bevorzugen Sie Vollkornprodukte, Hülsenfrüchte, Reis, Nudeln, Brot, Getreideprodukte und Kartoffeln – die idealen Energiespender! Reich an den Vitaminen des B-Komplexes, Mineralstoffen, Ballaststoffen und an energieliefernden Kohlenhydraten sind diese Lebensmittel optimale Vitalitätsspender und herrliche Beilagen zu den Hauptmahlzeiten! Besonders Vollkornprodukte sind reich an Ballaststoffen, die unserer Verdauung gut tun!

„5 am Tag“ – davon zwei Portionen Obst und drei Portionen Gemüse – das sind ungefähr 400–600 g wertvolle Inhaltsstoffe für mehr Vitalität! Eine Portion ist dabei etwa die Menge, die in eine Hand passt. Bei kleinem Obst und Gemüse (wie Trauben oder Erbsen) sowie bei Salat gelten zwei Hände. Wählen Sie idealerweise saisonale und regionale Sorten.

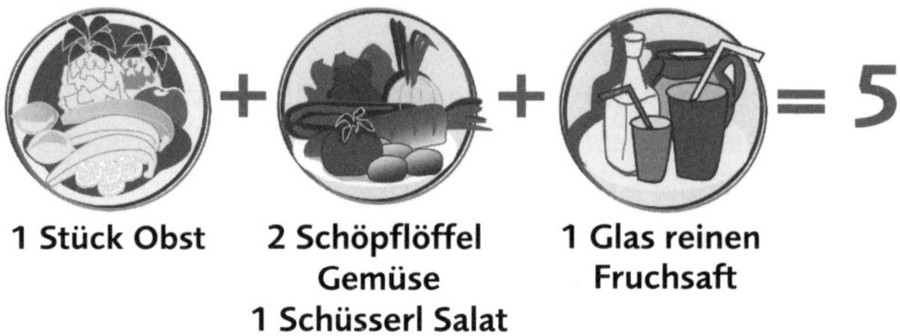
+
+
= 5
1 Stück Obst
2 Schöpflöffel Gemüse
1 Schüsserl Salat
1 Glas reinen Fruchsaft

Tipp

Ersetzen Sie durchaus auch eine Obst- oder Gemüseportion durch ein Glas (etwa 0,2 L) Frucht- oder Gemüsesaft (100%)!
Gewürze – der Extragenuss: Verwenden Sie Gewürze wie Basilikum, Fenchel, Rosmarin, Thymian, Knoblauch, Safran und Co für Ihre Speisenzubereitung. Entdecken Sie deren Vielfalt. Gewürze betonen den Eigengeschmack der Lebensmittel und sind reich an sekundären Pflanzeninhaltsstoffen.

... und das Süße und Salzige?

Auch das muss manchmal sein. Konsumieren Sie Süßigkeiten und salzige Knabbereien mit Maß. Sich ständig nur zur Zurückhaltung zu zwingen, kann nämlich durchaus ins Gegenteil umschlagen (siehe „Carving“ im Kapitel „2. Angewöhnen – Umgewöhnen “, S. 23). Seien Sie sich aber bewusst, dass Torten und Süßes energiereich sind und wenig Nährstoffe enthalten; sie fallen daher unter „leere Kalorien". Dies gilt auch für salzige Knabbereien.

Tipp
Genießen Sie diese Lebensmittel also nicht nebenbei, sondern ganz bewusst. So haben Sie auch viel mehr davon und stopfen nicht nebenbei Kalorienbomben in sich, die gar nicht nötig wären.

Lebensmittel tierischen Ursprungs

Fleisch, Fisch und Eier: Essen Sie hochwertige Proteine zu den Hauptmahlzeiten! Es tut auch der Vielfältigkeit Ihres Speiseplans gut, wenn Sie pro Tag abwechselnd eine Portion Fleisch, Fisch, Eier oder pflanzliche Eiweißquellen wie Tofu essen. Achten Sie bei Fleisch auf die Qualität und vermeiden Sie geräuchertes, gepökeltes und chemisch konserviertes Fleisch.

Tipp
Fisch ist reich an wichtigen Omega-3-Fettsäuren, die für Ihr Herz-Kreislaufsystem wichtig sind und die Gehirnleistung fördern (siehe Kapitel „7. Metabolisches Syndrom – tödliches Quartett", S. 90)!

Fettarme Milch und Milchprodukte schon zum Frühstück mit z.B. Müsli und der Kalziumhaushalt und Ihre Knochen werden es Ihnen danken (siehe Kapitel „8. Volkskrankheit Osteoporose", S. 101)!

Tipp
Fettreduzierte Käse und Topfen eignen sich ideal zur Kombination mit Radieschen, Paprika, Tomaten und Schnittlauch für köstlich belegte (Vollkorn-) Brötchen! Schmeckt ganz köstlich und ist sehr gesund.

Speisefette und pflanzliche Öle

Gehen Sie sparsam und überlegt mit den Speisefetten und pflanzlichen Ölen um! Hier sammelt sich im Laufe eines Tages leicht zu viel an. Potenzial also, um versteckte Kilo-Sammler zu entlarven!

Verwenden Sie pro Tag maximal zwei bis drei Esslöffel hochwertige Pflanzenöle. Wechseln Sie zwischen Raps- und Olivenöl sowie Maiskeim- und Sonnenblumenöl bei der Zubereitung Ihrer Speisen ab.

Tipp

Folgen Sie Ihrer persönlichen Präferenz bei Butter oder Margarine – denn beide haben Vor- und Nachteile. Folgen Sie ruhig dem Werbespruch „Butter ist durch nichts zu ersetzen" halten. Gehen Sie bei der Verwendung von Streichfett als Brotaufstrich aber sparsam um.

Die Geheimnisse der Lebensmittelpyramide im Detail

Der Vorteil der dreidimensionalen Lebensmittelpyramide gegenüber herkömmlichen Pyramiden ist die Verknüpfung zwischen Qualität und Quantität der einzelnen Produktgruppen. So sind nicht – wie bisher – Fett und Süßigkeiten an der Spitze der Pyramide zu finden und somit grundsätzlich „schlecht". Vielmehr gilt: Fett ist nicht gleich Fett – daher wird hier unterschieden und mehr Pflanzenöle als tierische Fette empfohlen.

Da über die einzelnen Lebensmittel nicht nur Fakten, sondern auch Mythen und Märchen kursieren, werden im Folgenden nähere Details zu den einzelnen Lebensmittelgruppen gegeben.

Getränke – Unser Flüssigkeitshaushalt

Der menschliche Körper besteht je nach Lebensalter zwischen 50–70% aus Wasser. Daraus ergibt sich auch die Wichtigkeit einer regel-

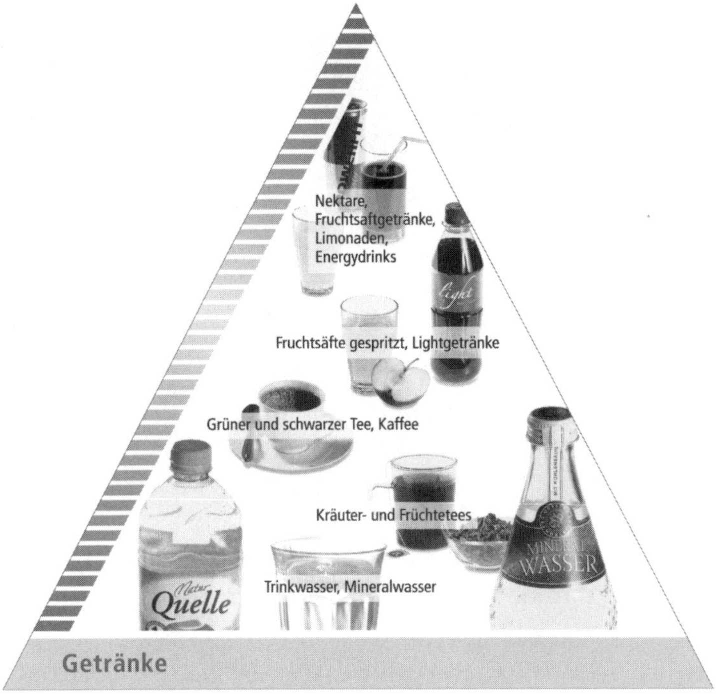

Abbildung 11: Ernährunspyramide – Getränke. Quelle: Die Dreidimensionale Lebensmittelpyramide der DGE e.V. (2005)

mäßigen und ausreichenden Flüssigkeitszufuhr von *mindestens* 1,5 Liter pro Tag.

Unser Durstgefühl meldet uns, wenn wir Flüssigkeit zu uns nehmen sollen. Allerdings setzt das Durstgefühl erst ein, wenn man bereits zu wenig Flüssigkeit hat. Trinken Sie also *bevor* der große Durst einsetzt.

Eine über den Tag verteilte, regelmäßige Flüssigkeitszufuhr ist ein wichtiger Bestandteil um unsere geistige und körperliche Leistungsfähigkeit aufrechtzuerhalten (siehe auch Kapitel „15. Kopfnuss – Das Gehirn als Vielfraß", S. 178).

Viele Menschen vergessen vor allem in der Arbeit auf das regelmäßige Trinken.

Tipp

Stellen Sie sich bereits bei Arbeitsbeginn einen Krug Wasser, eine Flasche Mineralwasser oder ungezuckerten Tee auf ihren Schreibtisch! Reicht das nicht und Sie „übersehen" diesen, machen Sie sich auf Ihrem Computer über den elektronischen Kalender stündlich eine Erinnerung oder einen „Termin" als „Trinkpause" ... und diesen Termin sollten Sie unbedingt einhalten!

Problematisch ist auch, dass im Alter das Durstgefühl abnimmt. Vor allem bei älteren Personen besteht in der wärmeren Jahreszeit die Gefahr einer zu geringen Flüssigkeitsaufnahme mit dem Risiko einer Dehydrierung des Körpers. Die Folgen sind Schwindelgefühl und Kreislaufschwäche.

Zur Beurteilung der verschiedenen Arten von Getränken innerhalb der Lebensmittelpyramide wurden folgende Einstufungskriterien herangezogen:

- Der Energiegehalt der Getränke:
  - energiefrei (0 kcal) z. B. Mineral- und Leitungswasser
  - Mäßiger Energiegehalt: < 7% Kohlenhydrate z. B. Kaffee, Fruchtsäfte, alkoholfreies Bier
  - Hoher Energiegehalt: > 7% Kohlenhydrate z. B. Fruchtsaftgetränke, Nektare, Limonaden, Energy Drinks
- Der Gehalt an Vitaminen und sekundären Pflanzeninhaltsstoffen
- Der Gehalt an anregenden Stoffen (z. B. Koffein) und/oder Süßungsmittel wie Aspartam

Sonderstatus Alkohol

Zu Alkohol gibt es keine „Empfehlung" und er findet in der Pyramide keine Berücksichtigung. In geringen (!) Mengen genossen gibt es keinen Grund, auf das gelegentliche „Achterl" zu verzichten (siehe Kapitel „15. Kopfnuss – Das Gehirn als Vielfraß“, S. 178)! Aber seien Sie sich bewusst, dass Alkohol in die Abhängigkeit führen kann.

Milch wird der Gruppe der tierischen Lebensmittel zugeordnet. Ein Glas Milch trägt natürlich auch zur Flüssigkeitsaufnahme bei, literweise als Durstlöscher sollte sie aber nicht getrunken werden.

Frucht- und Gemüsesäfte sind bei den pflanzlichen Lebensmitteln abgebildet da diese eine Portion Obst oder Gemüse pro Tag ersetzen können. Frucht- und Gemüsesäfte werden aber im Rahmen dieses Abschnittes detaillierter betrachtet.

Fruchtiges in Getränkeform

Nahezu unüberschaubar ist das Angebot an Fruchtgetränken in den Supermärkten. Die Wahl fällt schwer und oft ist auch gar nicht so leicht eruierbar, was denn nun wirklich drin ist in den schönen bunten Getränken. Bei den Frucht- und Gemüsesäften gibt es je nach Frucht- und Zuckeranteil verschiedene Arten.

Fruchtsäfte haben einen 100%igen Fruchtanteil und ihnen ist kein Zucker zugesetzt. Sie können frisch gepresst oder aus Fruchtsaftkonzentraten hergestellt sein. Verdünnt mit (Mineral-) Wasser sind sie ideale Ergänzungen, um unseren Flüssigkeitsbedarf zu decken.

Fruchtnektare und Fruchtsaftgetränke haben einen geringeren Fruchtanteil als Fruchtsäfte (25–50% bzw. 6–30%), ihnen sind Zucker oder Zuckeraustauschstoffe/Süßstoffe zugesetzt. Sie sollten daher nur in geringem Maße konsumiert werden.

Limonaden/Limonaden light haben einen geringen Fruchtanteil und sie enthalten (teilweise viel) Zucker (bzw. bei Light Produkten statt Zucker Süßstoffe). So enthält z. B. eine Dose Coca Cola etwa zwölf (!) Stück Würfelzucker.

Gemüsesäfte bestehen zu 100% aus Gemüse; ihnen dürfen Essig, Salz, Zucker, Honig, Kräuter und Gewürze zugesetzt werden.

Let's have a tea break!

Besonderer Beliebtheit erfreuen sich auch verschiedene Teesorten als Getränke. Vor allem schwarzer und grüner Tee gelten heute als beliebte „Life-Style-Getränke“. Diese werden aus den gleichen Teeblättern gewonnen – die Blätter des schwarzen Tees werden allerdings fermentiert.

Die Fermentation hat einen Einfluss auf die in den Teeblättern vorkommenden sekundären Pflanzeninhaltsstoffe, die Polyphenole. Bei der Fermentation werden nämlich die in den Teeblättern enthaltenen Enzyme verwendet, um den Gehalt an den typisch bitteren Polyphenolen (Catechine) zu vermindern. Dadurch enthält der schwarz Tee weniger an diesen sekundären Pflanzeninhaltsstoffen, er schmeckt aber auch milder. Die Blätter werden durch die Fermentation dunkel und schwarz. Bei der Fermentation wiederum werden die sogenannten Theaflavine (auch Polyphenole) gebildet, die im grünen Tee fehlen.

Schwarz- und Grünteeblätter enthalten Koffein; je nach Zubereitung 30–50 mg pro Tasse (also in etwa 125 mL; zum Vergleich: Eine Tasse Kaffee enthält ca. 80 mg, eine Dose Cola ca. 40 mg).

Die Ziehzeit des Tees spielt eine entscheidende Rolle für den Koffeingehalt der Tasse Tee: Bei einer Ziehzeit von zwei bis drei Minuten geht der Großteil des Koffeins in den Tee über und kann vom Körper aufgenommen werden. Der Tee hat somit eine anregende Wirkung.

Bei längerer Ziehzeit (bei mehr als drei bis vier Minuten) hingegen, werden auch die Gerbstoffe des Tees extrahiert und finden sich in der Tasse wieder. Diese Gerbstoffe machen den bitteren Geschmack des Tees aus, binden aber auch das Koffein und verlangsamen dessen Aufnahme. Beachten Sie, dass der Gehalt an Gerbstoffen im schwarzen Tee durch die Fermentation verringert ist – dadurch wirkt das darin enthaltene Koffein stärker und schwarzer Tee wirkt „aufputschender“.

Vieles spricht dafür, dass die im Schwarz- und Grüntee enthaltenen sekundären Pflanzeninhaltsstoffe, die Polyphenole, eine gesundheitlich positive Wirkung haben, da sie als Radikalfänger dienen (siehe Kapitel „5. Reif & schön“, S. 63).

Tipp

Ideale Durstlöscher das ganze Jahr über sind somit Leitungs- und Mineralwasser, ungesüßte Früchte- und Kräutertees sowie verdünnte Frucht- und Gemüsesäfte!

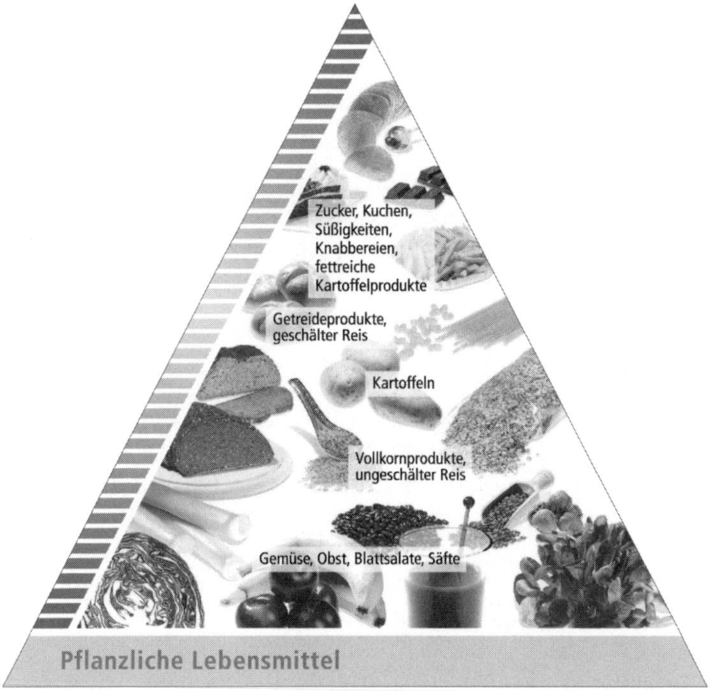

Abbildung 12: Ernährungspyramide – Pflanzliche Lebensmittel. Quelle: Die Dreidimensionale Lebensmittelpyramide der DGE e.V. (2005)

Lebensmittel vorwiegend pflanzlichen Ursprungs

Zur Beurteilung der pflanzlichen Lebensmittel wurden folgende Kriterien herangezogen: die Energiedichte sowie die Nährstoffdichte in Form von Vitaminen, Mineralstoffen, Ballaststoffen und sekundären Pflanzeninhaltsstoffen.

Bei den Lebensmitteln mit vorwiegend pflanzlichem Ursprung wurde besonderer Wert darauf gelegt, welchen positiven Einfluss sie zur Vorbeugung für Herz-Kreislauf- und Krebserkrankungen haben. Die Bedeutung des Glykämischen Index der Lebensmittel dieser Gruppe wurde in der Lebensmittelpyramide von den Experten als nachrangig gesehen.

An der Basis finden sich Obst, Gemüse, Salate und Fruchtsäfte aufgrund deren hoher Nährstoffdichte und deren Bedeutung in der Prävention ernährungsabhängiger Krankheiten (wie verschiedene Krebserkrankungen und Diabetes mellitus Typ 2). Vollkornprodukten und Energiespendern wie Nudeln, ungeschältem Reis sowie Kartoffeln (allerdings mit wenig Fett zu- bzw. verarbeitet) wird ebenso quantitativ eine große Bedeutung beigemessen. Mengenmäßig weniger sollten Süßigkeiten und zuckerhältige Produkte wie Kuchen und Knabbereien konsumiert werden.

„5 am Tag" – Darf's auch ein bisschen mehr sein?

Fünf Portionen Obst und Gemüse am Tag dienen dem besseren Wohlbefinden und spielen beim Schutz vor Krebs und Herz-Kreislauferkrankungen eine wichtige Rolle.

Eine Portion ist etwa die Menge, die in eine Hand passt – und wieso ist gerade diese Menge empfohlen?

Das Konzept der „Hand“ ist individuell angepasst: Eine Kinderhand ist kleiner als die eines Erwachsenen – daher bekommen Kinder auch kleinere Portionen. Wichtig ist – gleich ob Alt, ob Jung, ob Klein, ob Groß – fünfmal am Tag!

Beispiele für Einzelportionen können sein: ein Apfel, eine Birne, eine Tomate, eine Banane oder vier Marillen. Bei kleinem Obst und Gemüse (wie Trauben oder Erbsen, klein geschnittenes Gemüse wie Karotten) sowie bei Salat gelten zwei Hände.

Idealerweise sollte die Hälfte roh verzehrt werden; natürlich leisten aber auch gekochtes Obst und Gemüse ihren Beitrag zu „5 am Tag“! Tiefkühlgemüse und -obst zählen ebenso dazu.

Obst und Gemüse sind reich an Ballaststoffen, Vitaminen, Mineralstoffen und sekundären Pflanzeninhaltsstoffe jedoch vergleichsweise arm an Energie (kcal). Der regelmäßige Konsum von Obst und Gemüse geht daher üblicherweise mit einer moderaten Energiezufuhr einher und unterstützt die Erhaltung eines normalen Körpergewichts. Ballaststoffe in Obst und Gemüse führen außerdem zu einem guten Sättigungsgefühl. Obst und Gemüse tragen damit zur Prävention von Krebs bei.

Die sekundären Pflanzeninhaltsstoffe in Obst und Gemüse agieren neben Vitaminen als Antioxidantien und tragen zur Abwehr von zellschädigenden, freien Radikalen bei, die den Alterungsprozess und die Entstehung von Herz-Kreislauferkrankungen beeinflussen.

Frucht- und Gemüsesäfte (etwa 0,2 L) können jeweils eine Portion ersetzen und liefern wertvolle Inhaltsstoffe. Den gesamten Obstverzehr durch Säfte zu ersetzen ist allerdings nicht empfehlenswert. Frucht- und Gemüsesäfte enthalten nämlich nicht das gleiche Spektrum an Inhaltsstoffen wie Obst und Gemüse. Beispielsweise ist der Gehalt an Ballaststoffen in Säften geringer.

Ballaststoffe und ihre Bedeutung

Ballaststoffe tragen aus historischen Gründen ihren Namen tatsächlich sind sie aber alles andere als „Ballast“ für unsere Gesundheit. Ursprünglich dachte man, dass Ballaststoffe im menschlichen Körper keine Verwendung finden und unverändert wieder ausgeschieden werden – somit also „Ballast“ für Magen und Darm darstellen. Richtig ist, dass Ballaststoffe Bestandteile pflanzlicher Lebensmittel sind und zu den komplexen Kohlenhydraten zählen. Sie werden durch die Verdauungsenzyme im Magen-Darm-Trakt nicht abgebaut und gelangen somit unverdaut in den Dickdarm, wo sie je nach ihrer Löslichkeit unterschiedliche Wirkung entfalten.

Lösliche Ballaststoffe binden Wasser schlecht und gelangen unverän-

Substanz	Vorkommen	Wirkung
Carotinoide	z.B. Karotten, Tomaten, Kohl, Marillen, Eigelb	Krebsschutz, Antioxidans, Immunstimulans
Polyphenole	Kohl, Beerenfrüchte, Weizenvollkorn	Krebsschutz, Antioxidans, Schützen vor Herz- Kreislauferkrankung
Phytosterine	Leinsamen, Sesam, Sonnenblumenkerne	Cholesterinsenkend, Krebsschutz
Glucosinolate	Kreuzblütler, Kohl, Rettich	Krebsschutz
Sulfide	Liliengewächse, Knoblauch, Zwiebel, Spargel	Krebsschutz, Antioxidans, Einfluss auf Blutgerinnung
Protease-Inhibitoren	z.B. Weizen, Sojabohnen	Krebsschutz, Antioxidans
Terpene	Pfefferminze, Kümmel, Zitrone, Karotten, Tomaten	Krebsschutz
Phytoöstrogene	Leinsamen, Weizenkeime, Sojabohnen	Krebsschutz, Antioxidans
Saponine	z.B. Kichererbsen, Bohnen, Sojabohnen	Krebsschutz, Chol.senkend

Tabelle 13: Sekundäre Pflanzenstoffe ststoffe und ihr gesundheitsförderndes Potential [III]

dert in den Dickdarm, wo sie von den Darmbakterien in kurzkettige Fettsäuren umgewandelt werden und von den vorhandenen Mikroorganismen als Nährstoffe verwendet werden. Sie leisten dadurch einen wichtigen Beitrag für den Erhalt der gesunden Darmflora. Beispiele dafür sind: Pektine in Obst, Gemüse , Hülsenfrüchte, Inulin in Lauch und Artischocken, resistente Stärke in den Kartoffeln.
Unlösliche Ballaststoffe haben eine hohe Wasserbindungskapazität und quellen daher mit Wasser gut auf. Von den Darmbakterien werden sie zwar nicht abgebaut, sie entwickeln aber eine wichtige mechanische Wirkung: Durch das Aufquellen füllen sie den Dickdarm gut aus. Dadurch steigt der Druck auf die Dickdarmwand und erhöht die Darmbewegung, wodurch der Weitertransport des Nahrungsbreis im Darm gefördert wird. Stuhldrang, Stuhlmenge und die Stuhlbeschaffenheit werden somit positiv beeinflusst. Ungünstige Stoffe treten damit nicht so lange mit der Darmschleimhaut in Kontakt (be-

sonders bei krebserregenden Stoffen als Schutz vor Darmkrebs wichtig!). Unlösliche Ballaststoffe sorgen daher für einen gesunden Darm und eine geregelte Verdauung. Beispiel für wasserunlösliche Ballaststoffe sind: Cellulose und Hemicellulose in Vollkornprodukten, Weizenkleie, Getreide und Hülsenfrüchten.
Ballaststoffe verlängern die Kautätigkeit; dadurch wird mehr Speichel abgesondert mit einem positiven Effekt auf die Vorverdauung und es verlängert sich das Sättigungsgefühl. Die Verweildauer des Speisebreis im Magen wird erhöht, wodurch das Hungergefühl verringert wird und eine länger andauernde Sättigung erreicht wird.
Sie binden Cholesterin, wodurch der Cholesterinspiegel sinkt.
Die D.A.CH Referenzwerte geben einen täglichen Bedarf an Ballaststoffen mit 30 g an[108].

Lebensmittel	**Ballaststoffe**
5 Scheiben Vollkornbrot (250 g)	20 g
1 ungeschälter Apfel (150 g) Zum Vergleich: Apfelsaft enthält nur in Spuren Ballaststoffe	3 g
Rohe Karotten (200 g)	4,5 g
1 Portion Naturreis (100 g)	2 g
1 gemischter Salat mit Mais (120 g)	2,5 g
Gesamtballaststoffe	32 g

Tabelle 14: Beispiele für ca. 30 g Ballaststoffe[109]

Smoothies – Innovation aus der Flasche

Besonderer Beliebtheit erfreuen sich in letzter Zeit die sogenannten „Smoothies“. Hier handelt es sich um Ganzfruchtgetränke bzw. Fruchtshakes für deren Herstellung die ganze Frucht bis auf die Schale und den Kern verarbeitet wird. Es entsteht somit ein Fruchtpüree oder Fruchtmark, das mit Säften gemischt wird.

Als Ersatz für frisches Obst und Gemüse können Smoothies dann dienen, wenn sie maximal zur Hälfte aus Saft und mindestens zur Hälfte aus Mark und Püree oder stückigen Bestandteilen bestehen.

Es sollte weiters beachtet werden, dass kein Zucker und keine Zusatzstoffe enthalten sind und nicht durch den Entzug von Wasser aufkonzentriert wurde.

Produkte haben ihre Saison ... und Region!

Betreten wir heute einen Supermarkt, so steht uns das ganze Jahr über ein reichhaltiges Sortiment an Obst und Gemüse zur Verfügung. Unser Auge wird durch die Farbenpracht des Angebotes in der Obst und Gemüse-Abteilung verwöhnt und oftmals greifen wir begeistert im Dezember zu Erdbeeren aus Spanien oder Tomaten aus noch ferneren Regionen.

Es ist allerdings empfehlenswert saisonale Lebensmittel zu bevorzugen, enthalten diese nicht nur einen höheren Anteil an wichtigen Inhaltsstoffen sondern sie sind auch geschmacklich hochwertiger.

Achten Sie daher bei Ihrem Einkauf auf die Herkunft der Ware! Weitgereiste Produkte enthalten mit Sicherheit weniger Vitamine und sekundäre Pflanzeninhaltsstoffe als regionale Produkte! Zusätzlich haben sie auch längere Transportwege hinter sich!

Einmal geerntet, ist Obst und Gemüse leicht verderblich. Produkte aus fernen Regionen werden daher oftmals unreif geerntet oder gepflückt damit sie beim Eintreffen in unseren Gegenden noch frisch und nicht schon verdorben aussehen. Zusätzlich werden sie mitunter auch chemisch behandelt, um den Verfallprozess aufzuhalten!

Die „Globalisierung" hält also auch beim Thema der Ernährungsempfehlungen Einzug: Die Wahl saisonaler Produkte ist natürlich aus ökologischer Sicht wünschenswert. Die Transportwege regionaler Produkte sind um ein Vielfaches geringer als die „Anfahrtswege" exotischer Lebensmittel aus Afrika und Lateinamerika! Bei saisonalen Produkten hingegen ist die Wahrscheinlichkeit, dass sie aus heimischen Regionen angeboten werden, sehr hoch.

Tipp
Falls Sie einmal Gusto auf Gemüse außerhalb der Saison haben: Tiefkühlgemüse stellt aus ernährungswissenschaftlicher Sicht einen guten Beitrag zu einer ausgewogenen Ernährung dar. Tieffrieren ist eine schonende Methode des Haltbarmachens. Gleich nach der Ernte wird das Gemüse gewaschen, sortiert und blanchiert, um danach rasch eingefroren zu werden. Die Nährstoffe bleiben damit weitgehend erhalten. Die Qualität von Tiefkühlgemüse kommt jener des frischen Gemüses sehr nahe – bedenkt man vor allem die oft lange Lagerzeit von Obst und Gemüse sowohl in den Geschäften als auch zu Hause nach dem Einkauf!

Lebensmittel vorwiegend tierischen Ursprungs

Zur Beurteilung dieser Gruppe wurde deren Energiedichte, Fettgehalt und Fettqualität herangezogen. Weiters wurde die Nährstoffdichte von Kalzium, Eisen, Zink, der B-Vitamine und Vitamin D betrachtet.

Davon abgeleitet fließen auch bei den Lebensmitteln dieser Gruppe die präventiven Aspekte für Herz-Kreislauferkrankungen und Krebserkrankungen ein.

An der Basis angesiedelt sind daher Fisch, fettarme Milchprodukte und mageres Fleisch; darüber fettreicheres Fleisch und Milch/Milchprodukte und an der Spitze fettreiches Fleisch und Fleischwaren wie Speck.

Speisefette und pflanzliche Öle

Wie im Ernährungskreis an der Basis der dreidimensionalen Pyramide ersichtlich ist, soll diese Lebensmittelgruppe nur einen geringen Anteil an der Gesamtenergiemenge einnehmen: etwa 3 %.

Als wichtige Beurteilungskriterien der Qualität der Fette und Öle wird das Fettsäuremuster mit dem Gehalt an Omega-3, Omega-6, Omega-9 sowie an gesättigten- und Trans-Fettsäuren herangezogen; dazu das

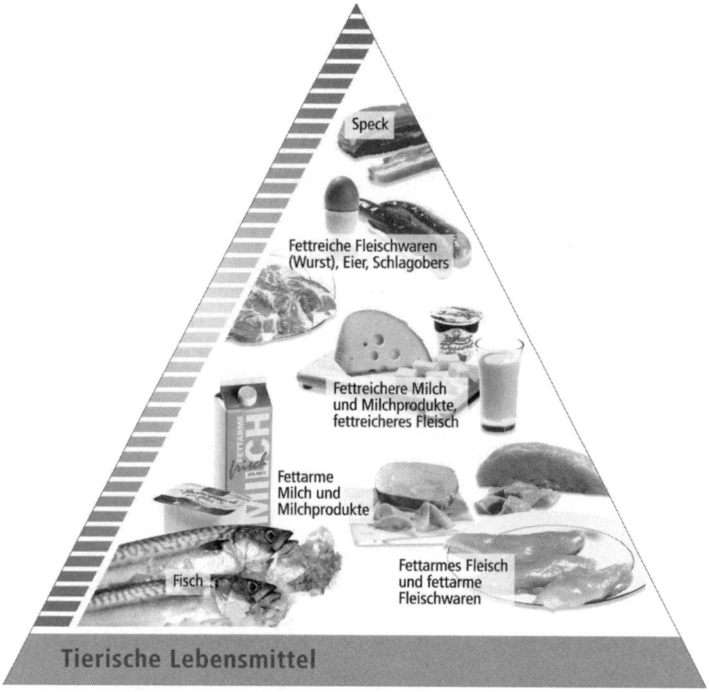

Abbildung 13: Ernährungspyramide – Tierische Lebensmittel. Quelle: Die Dreidimensionale Lebensmittelpyramide der DGE e.V. (2005)

Verhältnis an Linol- zu alpha-Linolensäure (empfohlen: 5:1), der Vitamin E-Gehalt und der Gehalt an unerwünschten Begleitstoffen (wie Cholesterin); auch die küchentechnische Nutzung der Lebensmittel dieser Gruppe wird beachtet.

Dementsprechend aufgebaut ist diese Seite der Pyramide (in absteigender qualitativer Bedeutung): Rapsöl, Walnussöl, Sojaöl, Olivenöl und Weizenkeimöl, Sonnenblumen- und Maiskeimöl; Pflanzenmargarine, Butter und Schmalz.

Die Bedeutung der verschiedenen Fettsäuren

Fett ist ein wichtiger Bestandteil unserer Ernährung. Neben der Aufgabe als Energielieferant sind Fette u. a. wichtig für den Aufbau der

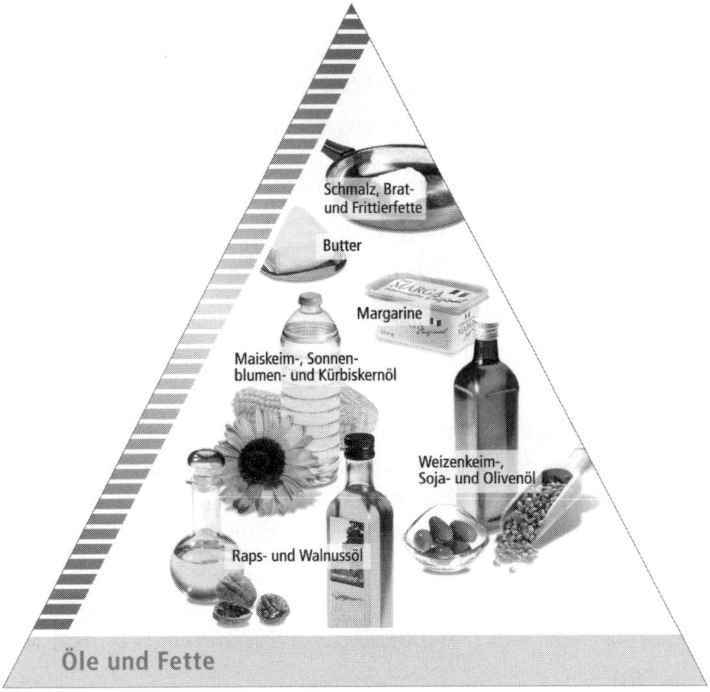

Abbildung 14: Ernährungspyramide – Fette und Öle. Quelle: Die Dreidimensionale Lebensmittelpyramide der DGE e.V. (2005)

Körperzellen, für die Bildung zahlreicher Hormone und als „Wärmeisolierung" zur Aufrechterhaltung der Körpertemperatur. Als Depotfett hat es eine wichtige Schutzfunktion für unsere Organe

Fette sind die energiereichste Quelle unserer Ernährung. Ein Gramm Fett enthält mehr als doppelt soviel Energie wie Kohlenhydrate und Eiweiß. Deswegen wird die Menge an Fett, die mit der täglichen Nahrung aufgenommen wird, auch als kritisches Element unserer Ernährung gesehen. Zuviel Fett in der Nahrung kann letztendlich Übergewicht verursachen.

Bei den Fettsäuren wird zwischen gesättigten und einfach bzw. mehrfach ungesättigten Fettsäuren unterschieden.

Wieviel Fett und welche Art soll man nun täglich zu sich nehmen? Hier gilt, dass maximal ein Drittel des täglichen Fetts gesättigte Fettsäuren sein können – also z. B. Butter, fettreiche Käse. Mindestens zwei Drittel sollen ungesättigte Fettsäuren sein, wobei das Verhältnis einfach- zu mehrfach ungesättigten Fettsäuren etwa 2:1 sein soll.

Hinzu kommt die Empfehlung, dass das Verhältnis von Linolsäure zu alpha-Linolensäure 5:1 betragen soll. Erstere zählt zu den Omega-6, Zweitere zu den Omega-3-Fettsäuren.

Tipp

Diese Empfehlungen klingen zugegebenermaßen sehr komplex! Um die genannten Empfehlungen zur Zusammensetzung des täglichen Fettkonsums in der täglichen Ernährung umzusetzen, können Sie der Einfachheit halber folgende Richtwerte für Ihren täglichen Konsum annehmen:
1 Esslöffel Streichfett (Butter, Margarine) = ca. 10 g Fett
2 Esslöffel Kochfett (Pflanzenöl zum Kochen und für den Salat) = ca. 20 g Fett

Zusätzlich ist ein regelmäßiger Fischkonsum von ein- bis zweimal pro Woche (vor allem Lachs, Hering und Makrele) ideal um Ihre Aufnahme der wichtigen Omega-3-Fettsäuren zu sichern!
Beachten Sie, dass Sie zusätzliche Fette über den Tag verteilt in versteckter Form wie in Wurst, Käse, Süßem usw. aufnehmen!

Fleisch, Wurstwaren und Milchprodukte enthalten mehr gesättigte Fettsäuren. Eine zu hohe Zufuhr an gesättigten Fettsäuren wird mit einem erhöhten Risiko für Arterienverkalkung (Arteriosklerose) und Herzinfarkt in Zusammenhang gebracht.

Lebensnotwendige Fettsäuren, die im menschlichen Körper nicht hergestellt werden können, werden als „essentiell“ bezeichnet. Dazu gehören die mehrfach ungesättigten Fettsäuren Linolsäure und alpha-Linolensäure (ALA). Die Linolsäure ist vor allem im Sonnenblumen-, Maiskeim-, Distel- und Sojaöl enthalten; die alpha-Linolensäure kommt reichhaltig im Raps-, Walnuss-, Weizenkeim- und Leinsamenöl vor. Kürbiskernöl als regionale Spezialität ist auch reich an mehrfach ungesättigten Fettsäuren.

Aus Linolsäure und alpha-Linolensäure können in unserem Körper weitere Fettsäuren gebildet werden, die wiederum wichtige Funktionen im Stoffwechsel haben. So leiten sich von der alpha-Linolensäure die Eicosapentaen-Säure (EPA) und die Docosahexaen-Säure (DHA) ab. Diese unterstützen Ihre Gehirnleistung und können über fettreiche Meeresfischen wie zum Beispiel Makrele, Hering, Thunfisch oder auch Lachs direkt aufgenommen werden (siehe Kapitel „15. Kopfnuss – Das Gehirn als Vielfraß“, S. 178).

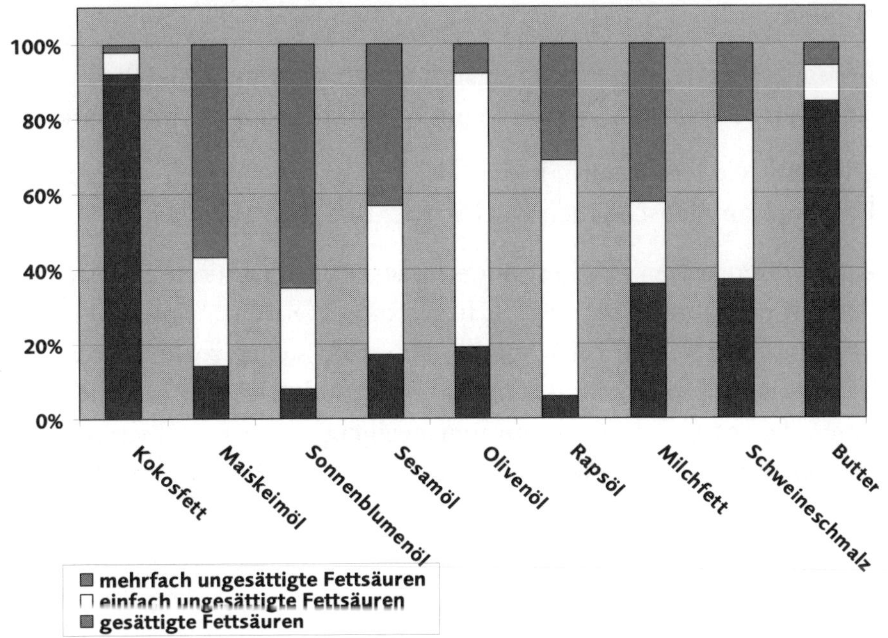

Abbildung 15: Fettsäurezusammensetzung verschiedener Fette

Fette zum Braten, Frittieren, auf's Brot und zum Salat – reiche Auswahl!
Die Auswahl der verschiedenen Öle und Fette ist reichhaltig. Welches Produkt aus ernährungsphysiologischer Sicht gut für unsere Gesundheit und für welchen Verwendungszweck in der Küche geeignet ist, kann mitunter für Sie als KonsumentInnen verwirrend sein.

Speiseöle zum Salat – Kaltgepresste Öle eignen sich hervorragend für die Zubereitung von Salaten, Vorspeisen und Desserts. Diese enthalten die für unsere Gesundheit wertvollen mehrfach ungesättigten Fettsäuren und sind reich an Vitamin E (als natürlicher Schutzfaktor gegen das Ranzigwerden der Fette, für das mehrfach ungesättigte Fettsäuren anfällig sind).

Besonders reich an den wichtigen ungesättigten Omega-3-Fettsäuren sind Raps-, Walnuss-, Weizenkeim-, Leinsamen-, Soja- und Leinöl.

Olivenöl wiederum enthält die Ölsäure, die als einfach ungesättigte Fettsäure im menschlichen Körper wichtige Aufgaben hat.

Zum Braten eignen sich besonders hitzestabile, raffinierte Pflanzenöle, deren Rauchpunkt über 160° C liegt: Raps-, Oliven-, Sonnenblumen-, Erdnuss-, Maiskeim- oder Sojaöl. Aufgrund seines vorteilhaften Verhältnisses an Omega-6- zu Omega-3-Fettsäuren ist vor allem Rapsöl unter den genannten zum Braten geeignet. Natives Olivenöl kann ebenso zum Braten verwendet werden, es sollte allerdings nicht mehrmals erhitzt werden (z.B. in der Fritteuse). Margarine, Distel- und Leinöl sind nicht zum Braten geeignet.

Zum Frittieren werden höhere Temperaturen benötigt (bei ca. 170° C). Dafür eignen sich Öle die einen hohen Anteil an einfach ungesättigten Fettsäuren haben (Oliven-, Erdnuss- oder Sonnenblumenöl sowie raffiniertes Rapsöl). Fette und Öle mit einem hohen Anteil an mehrfach ungesättigten Fettsäuren (wie unraffiniertes Rapsöl mit der alpha-Linolensäure) sind nicht geeignet weil diese Fettsäuren oxidieren und sich bei hohen Temperaturen daraus gesundheitlich ungünstige Substanzen bilden.

Alle Öle sollten Sie übrigens in dunklen Flaschen an einem dunklen Ort (Raumtemperatur ca. 20°C) aufbewahren. Einige Öle sollten im Kühlschrank (Kürbiskern- und Leinöl) oder zumindest in einem kühlen Raum (Rapsöl) gelagert werden.

Butter, Margarine – Ernährungsphilosophie pur?

Immer wieder stellt sich ernährungsbewussten LeserInnen die morgendliche Frage: „Butter oder Margarine?".

Die Antwort darauf ist einfacher als gedacht: folgen Sie ihrer persönlichen Präferenz. Dem „Gusto" sozusagen.

Für die Butter spricht, dass sie leicht verdaulich ist und geschmacklich von vielen Personen bevorzugt wird. Sie enthält allerdings gesättigte Fettsäuren, die den LDL-Cholesterin-Spiegel und somit das Risiko von koronaren Herzkrankheiten erhöhen.

Margarine wiederum wird aus pflanzlichen Ölen hergestellt und hat einen Anteil an wichtigen ungesättigten Fettsäuren. Margarine ist aber ein „künstliches" Produkt und ist in den letzten Jahren aufgrund ihres Anteils an Trans-Fettsäuren sehr unter Beschuss geraten. Der Anteil an Trans-Fettsäuren konnte zwar aufgrund der Verbesserungen der Margarine-Herstellung reduziert werden. Trotzdem sollten Sie einen Blick auf die jeweilige Margarine-Packung werfen.

„Alle Ding' sind Gift und nichts ohn' Gift; allein die Dosis macht, dass ein Ding Gift ist" meinte schon Paracelsus vor einem halben Jahrtausend.

Dies gilt auch bei der Verwendung der Streichfette: Entscheidend ist die Menge. Sowohl Butter als auch Margarine haben in dicken Schichten auf das Brot gestrichen sicherlich keinen günstigen Effekt auf unsere Gesundheit, erhöht sich dadurch doch der Gesamtfettkonsum beträchtlich.

Sollten Sie um Ihre erhöhten Blutfettwerte wissen, ist eine Margarine dünn aufs Brot gestrichen zu bevorzugen.

Trans-Fettsäuren – ein überschätztes Risiko?

Trans-Fettsäuren (TFS) sind heftig diskutiert, da sie von allen Fetten das Herzinfarkt- und Schlaganfallrisiko am ungünstigsten beeinflussen.

Durch eine Verbesserung der lebensmitteltechnologischen Prozesse und einer Optimierung der Temperaturführung konnte der Gehalt an Trans-Fettsäuren in verschiedenen Produkten in den letzten Jahren gesenkt werden (z. B. in handelsüblicher Haushaltsmargarine).

Trotzdem gibt es Produkte die immer noch vereinzelt hohe TFS-Werte aufweisen und daher kontrolliert werden sollten (z. B. in Industriemargarine wie der Ziehmargarine, welche zur Herstellung von Backwaren verwendet wird, Mikrowellen-Popcorn, Fast Food Produkten und Süßwaren wie Keksen, Croissants, dem „Frühstückskipferl", Topfengolatschen, Donuts ...).

Keine Trans-Fettsäuren enthalten Lebensmittel pflanzlichen Ursprungs (Obst, Gemüse, Getreide, ...), es sei denn, sie werden mit Fetten zubereitet, die Trans-Fettsäuren enthalten.

Was sind Trans-Fettsäuren und wie entstehen sie?

Trans-Fettsäuren (TFS) entstehen auf natürlichem Wege durch die Aktivität von Mikroorganismen im Pansen von Wiederkäuern (Rindern, Kälbern, Schafen, Ziegen); dadurch enthalten Milch und Milchprodukte (z. B. Milchfett, Butter, Käse) sowie Fleisch- und Fleischprodukte TFS. Die TFS, die im Pansen von Wiederkäuern entstehen und in tierischen Produkten wie Milch und Milchprodukten vorkommen, scheinen sich weniger negativ auf unsere Gesundheit auszuwirken.

Auf künstlichem Wege entstehen TFS durch industrielle Verarbeitungsprozesse wie dem Erhitzen und Härten von Fetten und Ölen. Sie entstehen dabei besonders bei Fetten, die reich an ungesättigten Fettsäuren sind. Durch das Härten der Fette werden aus flüssigen Ölen streichfähige Produkte (z. B. Margarine). TFS kommen somit in frittierten Speisen (z. B. Pommes Frittes), Fast Food-Produkten, Backwaren (Blätterteigprodukte wie Topfengolatschen), Kartoffelchips und ähnlichen Snackartikeln vor.

Wissenschaftlich gesichert ist, dass Trans-Fettsäuren die Blutfette ungünstig beeinflussen: sie erhöhen den LDL-Cholesterinspiegel („schlechtes Cholesterin"). Trans-Fettsäuren und gesättigte Fettsäuren fördern das Risiko von koronaren Herzkrankheiten. Die Trans-Fettsäuren haben aber gegenüber den gesättigten Fettsäuren noch eine weitere ungünstige Auswirkung: Sie senken den HDL-Cholesterispiegel („gutes Cholesterin), dadurch erhöht sich das LDL/HDL-Verhältnis und somit das Risiko für Herz-Kreislauferkrankungen. (Siehe „7. Metabolisches Syndrom – tödliches Quartett", S. 90).

Bei verpackten Produkten können (müssen aber nicht) die Bezeichnungen „gehärtetes Pflanzenfett" bzw. „pflanzliches Fett, teilweise gehärtet" auf Trans-Fettsäuren hinweisen. Je weiter vorne in der Zutatenliste diese Ausdrücke zu finden sind, um so mehr davon ist im Produkt enthalten.

Eine Deklaration auf Lebensmittel wird in Österreich derzeit diskutiert und soll in eine „Österreichische Trans-Fettsäuren Verordnung" münden. Diese sieht vor, dass ein Inverkehrbringen von Fetten und Ölen sowie sonstigen Lebensmitteln in Österreich mit mehr als zwei Prozent Trans-Fettsäuren verboten wird. Bei zusammengesetzten Lebensmitteln mit einem Fettgehalt von weniger als 20 Prozent soll ein TFS-Gehalt von bis zu vier Prozent erlaubt sein. In der EU hat bisher nur Dänemark eine gesetzliche Verordnung zum Vorkommen von künstlichen Trans-Fettsäuren in Lebensmittel (TSF dürfen maximal 2% des Fettgehaltes eines Lebensmittels ausmachen, sonst ist es in Dänemark nicht verkehrsfähig).

Empfehlungen zur Aufnahme von TFS

Ernährungsgesellschaften empfehlen eine möglichst geringe Aufnahme an TFS. Der Konsum von TFS sollte weniger als 1% der Nahrungsenergie ausmachen (also ca. 2,5 g pro Tag).

Der TFS-Konsum kann über eine Einschränkung des Verzehrs von frittierten und panierten Produkten (wie Pommes frites, Kartoffelchips und ähnlichen Snacks), Fast Food Produkten, Backwaren (wie die Topfengolatsche und Croissants) verringert werden. Diese einzuschränken ist nicht nur im Sinne der geringeren Trans-Fett-Zufuhr empfehlenswert!

Die Aufnahme von Trans-Fettsäuren sollte allerdings nicht nur isoliert vom Gesamtfettkonsum, im speziellen der gesättigten Fettsäuren gesehen werden. Über die Nahrung ist die tolerable Aufnahme von Trans-Fettsäuren ein Zehntel der Menge von gesättigten Fettsäuren. Die Aufnahme gesättigter Fettsäuren liegt in vielen europäischen Ländern über den Ernährungsempfehlungen.

Entsprechend den Empfehlungen der Ernährungsgesellschaften ist daher eine ausgewogene Mischkost mit viel frischem Obst und Gemüse und einem bewussten Umgang mit Fett in der täglichen Nahrung die optimale „Anti-TFS"-Strategie!

Einige Strömungen abseits der Pyramide

Low Carb, Low Fat oder „Low" überhaupt?

Galten in den letzten Jahren die Fette als die „schlechten Komponenten" unserer Ernährung, so finden sich derzeit einige Befürworter zu einer kohlenhydratarmen Ernährung.

Unter Fachleuten gibt es zurzeit keine einheitliche Linie und es obliegt oft mehr den persönlichen Gesinnungen als wissenschaftlich eindeutigen Beweisen, wenn es um die Beantwortung der Frage geht, welcher der Ernährungsstile zum menschlichen Wohl und zu seiner Gesundheit, Schlankheit und Schönheit nun förderlich sei: weniger Fett oder weniger Kohlenhydrate?

Eine fettreiche Ernährung ist nach den Empfehlungen der deutschsprachigen Ernährungsgesellschaften wie der DGE und ÖGE immer noch *der* Grund für Übergewicht. Dem widerum widersprechen allerdings amerikanische Experten, die bestimmte Kohlenhydrate als Hauptverursacher sehen.

Woher diese Unterschiede bei den Expertenmeinungen? Was ist also dran an den Empfehlungen und auf wen sollten die KonsumentInnen hören?

Für deutsche und österreichische Ernährungsexperten gibt es derzeit keine wissenschaftlich begründete Erkenntnis, die Empfehlung einer ausgewogenen Mischkost mit komplexen Kohlenhydraten, wie Reis und Nudeln, Ballaststoffen und einer moderaten Zufuhr an Fetten (besonders aus tierischen Quellen) zu revidieren.

Die amerikanischen Wissenschaftler hingegen stützen ihre Behauptung, dass nicht das Fett *das* Problem des Übergewichts ist, mit der Beobachtung, dass der Fettkonsum unter der US-Bevölkerung um 10% reduziert wurde, der Anteil der Übergewichtigen aber auf 60% gestiegen ist. Somit sehen sie die Empfehlung, den Fettkonsum zu reduzieren, als nicht geeignet, um das Problem des Übergewichtes einzuschränken. Sie empfehlen daher eher, die Kohlenhydrate einzuschränken. Besonders wird empfohlen, Lebensmittel mit einem hohen Glykämischen Index wie Weißbrot, Backwaren aus Weißmehl und gesüßte Getränke zu meiden.

In diesem Sinne kann eine Einschränkung an einfachen Kohlenhydraten in Form von Süßem und zuckerhältigen Limonaden sinnvoll erscheinen – auf den Konsum an komplexen Kohlenhydraten wie Vollkornprodukte, Obst und Gemüse sollte aber nicht verzichtet werden!

Der Gewichtsverlust bei einer kohlenhydratarmen Ernährung ist am Anfang der Umstellung tatsächlich höher – bedingt durch das Entleeren der Kohlenhydratspeicher im Körper, das mit einem Wasserverlust einhergeht – ob sich das Gewicht allerdings langfristig stabilisiert ist derzeit offen[111].

„Glyx" als neues Ernährungsglück? – Der Glykämische Index

Der Glykämische Index (GI) wird oftmals auch mit „Glyx" oder LOGI (Low Glycaemic Index) abgekürzt und wird schon seit langem in der Diabetestherapie verwendet.

Der Glykämische Index bezieht sich auf die Wirkung von 50 Gramm eines kohlenhydrathaltigen Lebensmittels auf den Blutzuckerspiegel und gibt an, wie hoch dieser nach der Aufnahme eines Lebensmittels ansteigt. Als Vergleich wird der Blutzuckeranstieg nach Aufnahme von Glucose (Traubenzucker) oder Weißbrot herangezogen (der glykämische Index für diese wird mit 100 angesetzt).

Je höher der Glykämische Index eines Lebensmittels ist, desto stärker steigt der Blutzucker an. Daher ist der Verzehr von kohlenhydratreichen Produkten mit niedrigem Glykämischen Index besser als der Verzehr von Zucker oder Weißbrot.

Beispiel

Ein Glykämischer Index von 70 bedeutet, dass der Blutzuckeranstieg 70 Prozent des Anstiegs nach der Aufnahme von Weißbrot oder Glucose beträgt.

Zu den Lebensmitteln mit einem hohen Glykämische Index (> 70) gehören Weißbrot, Nudeln, Kartoffeln und Kuchen.

Einen niedrigen Glykämische Index (< 55) haben Hülsenfrüchte (wie Linsen, Erbsen und Bohnen), Vollkornprodukte, Obst (z.B. Äpfel, Birnen, Pfirsich) sowie Milch und Naturjoghurt. Bei einem höherem Ballaststoffanteil ist der Glykämische Index geringer. Unerhitzte Getreideprodukte (z.B. Flocken) haben einen niedrigeren Glykämischen Index als erhitzte.

Zu bedenken ist generell, dass Mahlzeiten üblicherweise aus mehreren Lebensmitteln bestehen, und der Glykämische Index von einzelnen Produkten somit nur bedingte Praxisrelevanz besitzt. Weiters lässt sich der Glykämische Index eines Lebensmittels in der Praxis nur schwer feststellen, da dieser nicht nur vom Kohlenhydrat-Anteil des Lebensmittels abhängt sondern von vielen anderen Faktoren wie Reife und Zubereitung, Zusammensetzung des Lebensmittels, sowie Grad der Verarbeitung.

Außerdem ist die alleinige Betrachtung des Glykämische Index nicht ausreichend, kommt es doch sehr auf die tatsächlich konsumierte Menge eines Lebensmittels an. Aus diesen Überlegungen heraus wurde zusätzlich zum Glykämischen Index die „Glykämische Last“ (GL) eingeführt. Diese bezieht in die Betrachtung des Glykämischen Index die Portionsgröße mit ein.

Beispiel

Karotten:
Eine durchschnittliche Portionsgröße beträgt etwa 150 g. Diese liefert 13,5 g verwertbare Kohlenhydrate.
Glykämischer Index von Karotten (GI)= 16
Glykämische Last GL = GI x Kohlenhydrate in der Portionsgröße : 100 = 16 x 13,5 : 100 = 2,16 (niedrig)

Spaghetti gekocht:
Eine durchschnittliche Portionsgröße beträgt etwa 250 g. Diese liefert 55 g Kohlenhydrate
Glykämischer Index von Nudeln (GI)= 40
Glykämische Last GL = GI x Kohlenhydrate in der Portionsgröße: 100 = 40 x 55 : 100 = 21 (hoch)

Der Einfluss auf den Blutzucker ist in der Praxis somit geringer als aus Tabellen angenommen werden kann

Befürworter der Glyx-Diät empfehlen die Auswahl von Lebensmitteln mit geringem Glykämischen Index um Übergewicht, Diabetes und Herz-Kreislauferkrankungen zu vermeiden.

Ergebnisse aus Studien, die diese Theorie unterstreichen, sind allerdings widersprüchlich. Es gibt Studien, die mittels einer kohlenhydratarmen Diät gute Ergebnisse bei der Gewichtsreduktion erreicht haben[112] – andere wiederum nicht[113]. Eine aktuelle Studie hat keinen Einfluss bei der Art der Diät (wenig Kohlenhydrate oder wenig Fett) auf den Gewichtsverlust gezeigt[111]. Wichtig war eine Reduktion der Gesamtenergiezufuhr unabhängig von der Art der Diät.

Zu beachten ist, dass bei der Auswahl des Fettes vor allem hochwertige pflanzliche Öle und Fette mit einem hohen Anteil an ungesättigen Fettsäuren bevorzugt werden. Dazu gehören Oliven-, Raps- und Leinsamenöl.

Eine fettreiche Kost (vor allem reich an tierischen Fetten mit einem hohen Anteil an gesättigten Fettsäuren) gilt nach wie vor als Risikofaktor für Herzkrankheiten.

Eine verringerte Aufnahme bestimmter kohlenhydratreicher Lebensmittel wie Kartoffeln, Reis, Nudeln, Gemüse, Obst und Hülsenfrüchten bei gleichzeitig höherem Fettkonsum ist nicht empfehlenswert. Im Gegenteil, Ballaststoffe in Obst und Gemüse sind ein wertvoller Beitrag gegen Verstopfung.

Das Konzept des Glykämischen Index ist in der täglichen Ernährung des gesunden Erwachsenen nicht umzusetzen.

Weitere Lebensmittelpyramiden

Neben der dreidimensionalen Lebensmittelpyramide der deutschen und österreichischen Gesellschaft für Ernährung existieren noch einige andere Modelle, die von verschiedenen Institutionen oder von der Industrie zur (wissenschaftlichen) Untermauerung von Produktkonzepten erstellt werden.

Die Atkins Lebensstil- und Lebensmittel-Pyramide™

Das Prinzip der Atkins-Diät beruht darauf, eiweißreiche Lebensmittel wie Eier, Fisch, Fleisch, Geflügel und Sojaprodukte wie Tofu vermehrt aufzunehmen während kohlenhydratreiche Lebensmittel wie Brot, Kartoffeln, Nudeln, Reis, Süßigkeiten und Kuchen sehr eingeschränkt werden.

Die Atkins-Pyramide steht damit allerdings im Widerspruch zu den Ernährungsempfehlungen der DGE und ÖGE, die nicht eine Einschränkung kohlenhydratreicher Lebensmittel empfehlen. Sie fällt unter die „Low-Carb-Diäten“ (wenig Kohlenhydrate), die auf einen höheren Fettkonsum setzen.

Bei dieser Ernährungsweise kann es zu einem Mangel an Kohlenhydraten kommen, die aber für die Versorgung von Gehirn und Nerven wichtig sind. Die Folgen sind, dass der Körper Fettreserven abbaut, wobei Abbauprodukte entstehen (sogenannte „Ketonkörper“). Diese führen zu unerwünschten Nebenwirkungen wie schlechtem Mundgeruch, Kreislaufproblemen und zu einer höheren Belastung der Nieren.

Die Healthy-Eating Pyramide von Willett

Für Willet bilden Vollkornprodukte und pflanzliche Öle die Basis der Ernährung. Zusätzlich werden in der Pyramide auch Lebensstilfaktoren integriert, die täglichen Sport empfehlen – eine wichtige Ergänzung, stellt regelmäßige Bewegung eine ideale Komponente für einen gesunden Lebensstil dar.

Der Konsum von rotem Fleisch, Butter und verarbeiteten Getreideprodukten wie Weißbrot, weißem Reis und Nudeln, Süßigkeiten sollte eingeschränkt werden, Gemüse ausreichend und Obst zwei- bis dreimal am Tag konsumiert werden. Als Eiweißquellen gelten Nüsse und Hülsenfrüchte (ein- bis dreimal pro Tag), Fisch, Geflügel und Eier.

Zu denken sollte die relativ geringe Bedeutung der Milchprodukte geben und die Empfehlung, stattdessen Calcium sowie Multivitamin-Präparate einzunehmen. Nahrungsergänzungsmittel sollten in einer Lebensmittelpyramide nicht Platz finden, da das Prinzip einer ausgewogenen Ernährung auf Lebensmittel und nicht auf Pillen und Pulver basiert!

Low Glycemic Index Pyramid nach Prof. Ludwig

Die Ernährungsempfehlungen von David Ludwig berücksichtigen den Glykämischen Index der Lebensmittel mit an der Basis Gemüse, Obst und pflanzlichen Ölen. Darauf „aufbauend“ fettarme Milchprodukte, mageres Fleisch, Fisch und Sojaprodukte und Nüsse/Hülsenfrüchte.

Nudeln und Vollkorngetreideprodukte sollen ergänzend gegessen werden. Weißmehlprodukte, Kartoffeln und Süßigkeiten sollten sehr eingeschränkt konsumiert werden.

Die Betonung von Produkten mit einem niedrigen Glykämischen Index soll eine Gewichtsabnahme erzielen – ein derzeit kontrovers diskutiertes Programm.

13. Nutrigenomik, Nutrigenetik – die Zukunft der Ernährungsempfehlungen?

Nutrigenomik und Nutrigenetik: Gegenwart, Zukunft oder Vision – ein interessantes Thema, wie wir mit unserer Ernährung unsere Gesundheit beeinflussen können und was sich dabei auf den verschiedenen Ebenen unseres Organismus abspielt.

In letzter Zeit haben sich Schlagwörter wie Nutrigenomik, Nutrigenetik und Metabolic Balance® zu den bereits bestehenden Abnehmpraktiken dazugesellt. Doch was steckt hinter diesen – zugegebenermaßen – sehr wissenschaftlichen Schlagwörtern?

Sind diese geeignet um uns jung zu halten? Oder um uns beim täglichen Wettstreit mit „ein paar Kilogramm zu viel" zu unterstützen?

Abseits aller Werbung und Modeerscheinungen, ist es nötig, das einmal kritisch unter die Lupe zu nehmen und sich genau anzusehen, welche praktische Bedeutung diese jungen Trends für gesundheitsbewusste LeserInnen bedeuten.

Nehmen wir Nahrung zu uns, so werden die Inhaltsstoffe im Rahmen der Verdauung in ihre einzelnen Bestandteile aufgespalten. Unser Körper reagiert in Folge auf die mit der Nahrung aufgenommenen Inhaltsstoffe. Wie er das tut, ist individuell verschieden und hängt von unseren Genen ab.

Nutrigenomik und Nutrigenetik befassen sich mit eben diesen Wechselwirkungen der Nahrungsbestandteile auf unseren Organismus.

Nutrigenomik – zielgerichtet konstruierte Lebensmittel?

Nutrigenomik untersucht, welche Reaktionen Lebensmittel bzw. deren Inhaltsstoffe im menschlichen Körper hervorrufen können und wie deren Wirkung auf unsere Gene und unseren Stoffwechsel ist. Infolge dessen beschäftigt sich diese Wissenschaft mit der Frage, wie Nahrungsmittel und deren Bestandteile zur Vermeidung ernährungsabhängiger Krankheiten wie Diabetes, Übergewicht u. v. m. eingesetzt werden können. Die Verbesserung der Gesundheit für große Bevölkerungsteile steht dabei im Vordergrund. Ziel der Nutrigenomik ist es also, Nahrungsmittel so aufzubereiten oder mit Inhaltsstoffen anzureichern, um mit deren Konsum eine positive, gesundheitsfördernde Wirkung zu erreichen. Im Fokus steht somit die Entwicklung neuer Strategien zur Prävention und Therapie ernährungsabhängiger Erkrankungen.

Begriffserklärung Nutrigenomic

Der Begriff „genome" steht für die Gesamtheit der Gene eines Organismus.
Davon abgeleitet geht „genomics" der Frage nach, wie bestimmte Faktoren unsere Gene beeinflussen. Dieser Faktor ist beim Begriff Nutrigenomics die Ernährung – „nutrition".
Die Nutrigenomik betrachtet somit das Lebensmittel und dessen Inhaltsstoffe und untersucht deren Auswirkung auf unsere Gene bzw. unsere Gesundheit.[114]

Produkte wie Funktionelle Lebensmittel („Functional Food") sind Ergebnisse dieser Forschung. Bekannte Beispiele der Funktionellen Lebensmittel sind mit Bakterienkulturen angereicherte probiotische Joghurts, um die Darmflora und das Immunsystem zu stärken oder mit Omega-3-Fettsäuren angereicherte Milch, um das Gehirn optimal zu unterstützen. Funktionelle Lebensmittel sind mittlerweile gut bekannt – nur der Begriff „Nutrigenomics" ist neu.

Bei den Funktionellen Lebensmitteln ist grundsätzlich eine positive Wirkung auf die Gesundheit des Menschen möglich – dies muss aber von Lebensmittel zu Lebensmittel und von Produkt zu Produkt kritisch betrachtet werden.

Die These, dass Funktionelle Lebensmittel zur Vermeidung von Krankheiten dienen können, ist sehr gewagt. Funktionelle Lebensmittel könnten in Zukunft einen Beitrag leisten, um den allgemeinen Gesundheitsstatus der Bevölkerung positiv zu beeinflussen – Ernährungsfehler und damit verbundene Krankheiten wie Diabetes lassen sich aber durch Funktionelle Lebensmittel nicht beseitigen!

Eine Grenze, die in der Diskussion einer gesunden Ernährung oftmals berührt wird, ist jene zwischen Arzneimittel und Lebensmittel. Die Ernährung leistet einen fundamentalen Beitrag zu unserer Gesundheit und zu unserem Wohlbefinden. Erwiesen ist, dass die Entstehung von ernährungsabhängigen Krankheiten wie Diabetes und Bluthochdruck neben der genetischen Veranlagung durch eine ungünstige Lebensmittelauswahl beeinflusst werden kann.

Allerdings ist dort Vorsicht angebracht, wo Diäten und bestimmten Lebensmitteln sowie auch Nahrungsergänzungsmitteln eine heilende Wirkung zugesprochen wird.

Nutrigenetik – unser Erbe?

Nutrigenetik stellt einen Teilbereich der Nutrigenomik dar und untersucht die Auswirkungen der Nahrungsbestandteile auf ein *einzelnes Individuum*. Sie geht also noch weiter als die Nutrigenomik: Beschäftigt sich Nutrigenomik mit der Frage, wie Lebensmittel bzw. deren Inhaltsstoffe generell einen positiven gesundheitlichen Effekt in der Bevölkerung haben können, so geht Nutrigenetik der Frage nach, in welcher Weise die Gene eines *bestimmten* Menschen seine physiologische Antwort auf die Nahrungsmittel, die er aufnimmt, beeinflusst.

Begriffserklärung Nutrigenetik

Der Begriff „genetics" steht für die Einzigartigkeit eines Organismus aufgrund dessen genetischer Information und der daraus abgeleiteten Besonderheiten, z. B. auch Krankheiten.

Das Gebiet der „genetics" beschäftigt sich mit der Frage, wie unsere Gene unsere Gesundheit unter dem Einfluss eines bestimmten Faktors beeinflussen. Dieser Faktor ist beim Begriff „Nutrigenetics" die „nutrition", die Ernährung.

Die Nutrigenetik betrachtet somit die individuelle Veranlagung und untersucht wie unsere Gene die Verwertung der Nährstoffe im Rahmen unserer Ernährung beeinflusst.[114]

Die Nutrigenetik und Ernährungsforschung auf molekularer Ebene gehen heute davon aus, dass aufgrund genetischer Unterschiede zwischen einzelnen Personen Nahrungsbestandteile unterschiedlich wirksam sind. Dies bedeutet, dass beispielsweise die verminderte Verwendung von Salz bei manchen Personen eine positive Wirkung auf den Blutdruck hat und bei anderen keine Effekte zeigt.

Experten sind der Ansicht, dass in Zukunft unsere Ernährung an unsere genetische Grundausstattung angepasst sein könnte. Eine personalisierte Ernährung als Lösung aller Probleme? Kann das Idealbild dann so sein, dass ein Mensch, bei dem eine genetische Veranlagung für eine bestimmte Krankheit festgestellt wurde, durch eine gezielte Nahrungsmittelauswahl vor Schaden bewahrt wird? Wird dann der Einkaufszettel in einem Vier-Personen-Haushalt durch die genetischen Eckdaten der einzelnen Familienmitglieder bestimmt?

Science oder Fiction?

Vieles davon ist noch Zukunftsmusik und klingt auf den ersten Blick visionär und vielleicht sogar beängstigend.

Tatsache ist, dass bereits heute durch routinemäßiges Screening von Kindern genetische Variationen (sogenannte angeborene Stoffwechselerkrankungen) entdeckt werden. Durch das Aufzeigen dieser genetischen Defekte können Patienten mittels einer gezielten, personalisierten Ernährung vor gesundheitlich negativen Auswirkungen bewahrt werden. Als Beispiel kann hier die Ernährung bei *Phenylketonurie* dienen.[2]

Phenylketonurie – Eine genetisch bedingte Erkrankung

Eine der häufigsten angeborenen Aminosäurestoffwechselerkrankungen ist die Phenylketonurie. Bei dieser Erkrankung ist im Stoffwechsel die Umwandlung der essentiellen Aminosäure Phenylalanin in die Aminosäure Tyrosin gestört. Ursache ist ein Enzymdefekt. Dadurch wird Phenylalanin nicht abgebaut und ihre Konzentration im Blut steigt an. Dieser erhöhte Phenylalanin-Spiegel hat gravierende

Folgen: Unbehandelte Kinder zeigen mentale und körperliche Entwicklungsdefizite. Daher wird bereits bei Neugeborenen ein Test durchgeführt, um zu überprüfen, ob die Krankheit vorliegt, damit entsprechend schnell mit einer Ernährungstherapie und der Einschränkung von Phenylalanin begonnen werden kann.

Somit ist nicht alles nur mehr reine Zukunftsmusik und die Nutrigenetik hat genauso wie die Nutrigenomik bereits in gewissem Maße Einzug in unseren Ernährungsalltag gehalten. Allerdings sind die Zusammenhänge zwischen unseren Genen und unserer Ernährung und Gesundheit noch zu wenig erforscht, um ihr mögliches Potenzial gegenüber ernährungsabhängigen Krankheiten ausschöpfen zu können.

Offene Fragen wie „warum salzreiche Kost bei manchen Menschen einen Anstieg des Blutdrucks bewirken und bei anderen nicht" oder „warum eine fettreiche Ernährung die Triglycerid-Werte bei verschiedenen Personen unterschiedlich beeinflusst" zeugen von den vielen unerforschten Gebieten der Nutrigenetik.

Das Wissen über den Einfluss individueller genetischer Variationen auf die Auswirkungen bestimmter Nahrungsbestandteile in unserem Organismus ist von elementarer Bedeutung.

Inwiefern es aber Realität werden kann, dass jeder Einzelne sein Genom (also die Gesamtheit seiner Gene) kennt und sich ganz „personalisiert" ernährt, ist noch unklar. Auch die sozialen, ethischen und wirtschaftlichen Konsequenzen dieser Forschungsrichtungen sind noch nicht geklärt und werden Gegenstand kritischer Betrachtungen sein müssen, ist doch das Thema des „Gläsernen Menschen" von immer größerer Bedeutung.

Große Erwartungen werden in die Nutrigenomik- und Nutrigenetik-Forschung im Rahmen der individualisierten Ernährung und der Lösung der gesundheitlichen Sorgenkinder unserer Gesellschaft gesetzt: dem Übergewicht und seiner metabolischen Auswirkungen (siehe „7. Metabolisches Syndrom – tödliches Quartett", S. 90).

Es ist zu unterstützen, dass Ergebnisse der Nutrigenomik-Forschung zur Entwicklung von Ernährungskonzepten auf individueller bzw. gruppenspezifischer Ebene beitragen. Personen, die unterschiedlich auf Nahrungsbestandteile reagieren, könnten und sollten erkannt werden und zu einer personalisierten Ernährung begleitet werden. Dies könnte diesen Personen helfen bestimmte Nahrungsbestandteile gezielt zu vermeiden oder einzusetzen.

Diese Forschungsrichtungen stellen allerdings auch den Nährboden für verschiedene Ernährungsprogramme dar, die sich in letzter Zeit als Trendrichtungen etabliert haben und Gewichtsreduktion versprechen. Zu diesen Richtungen gehört z. B. das Programm der Metabolic Balance®.

Metabolic Balance® – Ein Weg zum Ernährungsgleichgewicht?

Metabolic Balance® ist ein Stoffwechselprogramm, das zur Gewichtsregulierung und zur „Optimierung Ihrer Gesundheit" dienen soll.

Das Prinzip besteht mehr oder weniger darin, den Insulinspiegel niedrig zu halten, indem einfache Kohlenhydrate wie z. B. Mehlspeisen oder Limonaden vermieden werden. Die „Insulin- und Stoffwechselfalle" soll durch die Auswahl von Lebensmitteln mit einem niedrigen Glykämischen Index umgangen werden.

Wie ist Metabolic Balance® aufgebaut?

Durch eine Blutanalyse werden Stoffwechselwerte ermittelt. Auf Basis der Ergebnisse werden mithilfe eines Computerprogramms eine persönliche Nahrungsmittelliste und ein Ernährungsplan erstellt und in einem Beratungsgespräch erläutert. Die Empfehlung lautet grundsätzlich aus dieser Liste und dem Ernährungsplan drei Mahlzeiten im Abstand von mindestens fünf Stunden bis spätestens 21:00 Uhr einzunehmen. Zwischenmahlzeiten sind verboten. Die tägliche Energiezufuhr liegt bei weniger als 1000 kcal und fällt somit unter den Begriff einer „ketogenen Diät".

Ketogene Diäten

Ketogene Diäten sind Ernährungsformen, welche die Kohlenhydratzufuhr extrem einschränken. Dazu gehören beispielsweise die Atkins- und die Mayo-Diät (beide sehr fett- und eiweißreiche Diäten). Was passiert im Organismus bei einer ketogenen Diät?
Bei einem Mangel an Kohlenhydraten wird zur Energiegewinnung auf körpereigene Fettreserven zurückgegriffen. Durch die Verknappung an Kohlenhydraten werden aus Fettsäuren sogenannte Ketonkörper gebildet. Diese führen zu einer erhöhten Säurekonzentration im Blut, belasten die Niere und bedingen erhöhte Harnsäure- und Blutfettwerte. Dies begünstigt wiederum die Entstehung von Herz-Kreislauferkrankungen.
Bei den ketogenen (= kohlenhydratarmen) Diäten kann es zu Beginn zwar – verglichen mit fettarmen Diäten – zu einem höheren Gewichtsverlust kommen. Wissenschaftliche Daten zeigen jedoch, dass nach etwa zwölf Monaten die Gewichtsverluste kohlenhydratarmer und fettarmer Diäten ähnlich sind. Abgesehen von der mangelnden Vielfalt bei der Lebensmittelauswahl sind die Gesundheitsrisiken (Belastung der Nieren, erhöhte Calciumausscheidung mit erhöhtem Osteoporoserisiko, Gicht durch erhöhte Harnsäurespiegel) von kohlenhydratarmen (ketogenen) Diäten nicht zu unterschätzen.

Erfahrungen mit Metabolic Balance®

Die positiven Aspekte von Metabolic Balance® liegen in der Empfehlung, reichlich Obst und Gemüse zu konsumieren und in der regelmäßigen Mahlzeitenfrequenz.

Bei einer Untersuchung des Verbraucherschutzmagazins „Konsument“ wurde die Auswahl und Zubereitung der Speisen allerdings als unbefriedigend empfunden. Auch die Empfehlung von drei Mahlzeiten pro Tag mit jeweils fünf Stunden Pause bereitete in der Untersuchung Mühe. Eine Gewichtsabnahme mit Metabolic Balance® kann durch die eingeschränkte Kalorienzufuhr von etwa 1000 Kilokalorien pro Tag in relativ kurzer Zeit erreicht werden – das liegt in der „Natur“ einer kalorienreduzierten Ernährung. Eine so stark kalorienreduzierte Diät kann den Körper auf lange Sicht aber belasten. [115]

Die „strikte Umstellungsphase“ bei Metabolic Balance® mit einer sehr eingeschränkten Auswahl an Lebensmitteln ohne Rücksicht auf persönliche Vorlieben setzt konsequente Selbstdisziplin voraus. Die „gelockerte Umstellungsphase“ danach begünstigt den JoJo-Effekt [116,117] (siehe „5. Reif & schön“, S. 63) – somit könnte der erarbeitete Gewichtsverlust wieder verschwinden.

Laut der Untersuchung des Verbraucherschutzmagazins „Konsument“ war die Beratung der Testpersonen teilweise nicht zufrieden stellend, da nicht genügend auf die persönliche Situation der Teilnehmer eingegangen wurde und die gesundheitlichen Risiken der Diät nicht erwähnt worden sind. Gesundheitliche Beschwerden wie Gelenksschmerzen oder Schlafstörungen sind im Rahmen des Konsumenten-Tests nicht verschwunden[115].

Ernährungsexperten unter uns – Qualitätssicherung in der Ernährungsberatung

Beratung im Bereich der Ernährung wird an vielen Orten und von Personen mit verschiedensten Ausbildungen getätigt: in Apotheken, Fitnessstudios, Arztpraxen, auf Veranstaltungen und Messen; von ErnährungswissenschaftlerInnen, DiätologInnen, ErnährungsmedizinerInnen, Ernährungscoaches und auch von selbsternannten „Ernährungsexperten".

Ausbildungen um als „Ernährungsexperte" zu gelten, werden viele angeboten. Tatsächlich muss aber bei den Ausbildungen differenziert werden. Die Spannweite reicht von mehrjährigen akademischen Ausbildungen an Universitäten und Fachhochschulen wie dem Studium der Ernährungswissenschaften (Bachelor, Master), Studium der Medizin mit Schwerpunkt Ernährungsmedizin oder Diaetologie (Bachelor) bis hin zu Diplomlehrgängen die in Abend- und/oder Wochenendseminaren den Teilnehmern eine Ausbildung zu Ernährungscoaches bieten. Daneben gibt es auch selbsternannte Ernährungsexperten, deren Ausbildung und Wissen aufgrund ihrer „Persönlichkeit" als gegeben angenommen werden.

Die Bezeichnung „Ernährungsexperte" sollte aber jenen Berufsgruppen vorbehalten bleiben, die sich mittels einer fundierten akademischen Ausbildung (ErnährungswissenschaftlerInnen, DiätologInnen oder ErnährungsmedizinerInnen) ein dementsprechendes Hintergrundwissen zur Materie angeeignet haben. Eine gesetzliche Regelung des Begriffes „Ernährungsexperte" und „Ernährungscoach" wäre in dieser Hinsicht wünschenswert.

Vorsicht ist dort geboten, wo sogenannte „Ernährungsexperten" ihr Wissen bei Veranstaltungen und Beratungen an den Verkauf von Produkten (Nahrungsergänzungen, Diätprogrammen) koppeln, die als „unerlässlich für Ihre Gesundheit" angepriesen werden. Ihre Gesundheit können Sie sich nicht in Pillen und Pulvern kaufen!

Die Qualitätssicherung in der Ernährungsberatung und in den damit verbunden Dienstleistungen gewinnt somit immer mehr an Stellenwert. Schlussendlich können Fehlinformationen im Bereich der Gesundheit und Ernährung mittel- und langfristig zumindest zur Gesundheitsbeeinträchtigung führen.

14. Vergessen auf das Abendessen – Dinner Cancelling als Anti-Ageing Strategie?

Sprichwörter wie diese sind Ihnen bestimmt bekannt:

> *Frühstücken wie ein Kaiser, Mittagessen wie ein König, Abendessen wie ein Bettelmann.*
>
> *Mit vollem Magen schläft sich's schlecht.*
>
> *Das Abendessen überlasse Deinen Feinden.*

Länger leben, jünger aussehen, abnehmen: Alles scheint möglich durch die abendliche Askese. Was steckt nun tatsächlich hinter diesen Aussagen? Macht spätes Essen wirklich dick? Oder ist der Verzicht des Abendessens sogar ein Jungbrunnen? Wissenschaftler sind diesen Theorien nachgegangen.

Als „Dinner Cancelling" bezeichnet man eine Ernährungsweise bzw. Diät, bei welcher ab einer bestimmten Uhrzeit – je nach Lebensstil – auf das Essen verzichtet wird.

Dinner Cancelling ist jedoch keine geeignete Methode zur Gewichtsreduktion. Eine Normalisierung des Körpergewichts ist nur dann zu erwarten, wenn die Energiebilanz stimmt.

In einer Studie mit über 7.000 Frauen und Männern wurde in einem Zeitraum von zehn Jahren beobachtet, dass das Ausmaß der Nahrungsaufnahme am Abend keinen Einfluss auf die Körpergewichtsentwicklung hatte. Auch in einer Untersuchung an 1.802 Frauen war kein Zusammenhang zwischen dem Körpergewicht und der abendlichen Energiezufuhr (nach 17 Uhr) der Probandinnen festzustellen[118,119].

In einer anderen Forschungsarbeit an 900 Frauen und Männern konnte beobachtet werden, dass der Konsum eines späten Abendessens mit einer höheren Energiezufuhr über den ganzen Tag in Beziehung stand. Es wird also bei einem späten Abendessen meist auch tagsüber mehr gegessen. Dagegen war bei einem ausgiebigen Frühstück – also einer höheren Energiezufuhr am Morgen – feststellbar, dass tagsüber insgesamt weniger Energie zugeführt wurde[120].

Andere Ergebnisse sprechen aber durchaus für den Verzehr von Spätmahlzeiten zum Erhalt der fettfreien Körpermasse[121,122].

Leider liegen keine Ergebnisse aus Interventionsstudien (Intervention = Dinner Cancelling) vor, die eine zuverlässigere Bewertung erlauben. Am besten ist es daher, Sie versuchen Ihr Körpergewicht durch eine ausgeglichene Energiebalance im Normalbereich zu halten, bzw. die über den ganzen Tag aufgenommene Energie zu senken und Ihren Energieverbrauch zu steigern, wenn Sie abnehmen möchten.

Allerdings bestätigen Untersuchungen eine Verminderung der Alterungsprozesse im Körper durch Dinner Cancelling. Wer ab ungefähr 16 Uhr aufs Essen verzichtet, das Dinner also „cancelt", schenkt dem Körper Zeit zur Regeneration.

Hungerzustände regen den Körper an, vermehrt die Hormone Melatonin und Wachstumshormone zu bilden. Beide sind die Jungbrunnen im wahrsten Sinn des Wortes: denn nur im Jugendalter sprudeln diese Hormone. Ab Mitte 30 werden weniger Wachstumshormone gebildet. Ihre Produktion kann jedoch durch den Verzicht aufs Abendessen stimuliert werden, weil dadurch der Körper in einen „Hungerzustand" versetzt wird.

Melatonin – das Winterschlafhormon

Das Hormon Melatonin wird nur nachts vom Körper ausgeschüttet. Es sorgt unter anderem für die Senkung der Körpertemperatur. Auf diese Weise versetzt es z.B. Tiere in den Winterschlaf. So kann sich der Körper regenerieren, eine wichtige Voraussetzung sich am nächsten Morgen jung und fit zu fühlen. Ist der Körper mit der Verdauung beschäftigt, wird das temperatursenkende Signal des Melatonins nicht wahrgenommen. Stattdessen steigt die Körpertemperatur durch den Verdauungsvorgang an.

Wachstumshormone wie das Somatotropin spielen eine wichtige Rolle im Kampf gegen das Altern. Sie unterstützen zum einen den Muskelaufbau, wodurch weniger Fett eingelagert wird und zum anderen können sie geschädigte Zellen reparieren. Tagsüber schüttet der Körper nur geringe Mengen aus, während der Nacht können sie ihre Wirkung voll entfalten.

Kalorien einschränken statt Dinner Cancelling?

Bereits 1935 haben Wissenschaftler positive Effekte einer Kalorieneinschränkung bei Ratten beobachtet. Sie wiesen ein geringeres Körpergewicht und eine geringere Körpergröße auf, waren aber gesünder und agiler und hatten eine 40 Prozent höhere Lebenserwartung.

Eine verringerte Nahrungszufuhr reduziert den Stoffwechsel der Zelle und lässt die Tiere langsamer altern. Ein möglicher Grund, weshalb Riesenschildkröten mit einer geringen Stoffwechselrate 200 Jahre und älter werden können und Kohlmeisen mit einem hohen Stoffwechselumsatz nur ca. neun Jahre.

Streng restriktiv lebende (wenige Kilokalorien aufnehmende) Japanerinnen der Insel Okinava haben verglichen mit Amerikanerinnen eine zweieinhalbfach erhöhte Chance älter als 100 Jahre zu werden[123].

Untersuchungen an Primaten weisen auf niedrigere Blutinsulinspiegel, geringere Körpertemperatur, niedrigeren Blutdruck und geringere Cholesterin- und Triglyceridkonzentrationen sowie höhere HDL-Cholesterin- Spiegel bei Kalorienrestriktion hin.

Studien belegen zudem, dass ein hohes Nahrungsangebot zu einer gesteigerten Produktion toxischer Sauerstoffradikale führt (siehe Kapitel „5. Reif & schön“, S. 63). Eine Verringerung der Stoffwechselrate und verminderte Produktion von freien Radikalen verlangsamen den Alterungsprozess[124,125].

Außerdem werden durch die Einschränkung von Kalorien genetische Programme aktiviert, welche die Nährstoffverwertung (z. B. Fettverbrennung) verbessern können.

Ergebnisse aus Tierversuchen auf den Menschen übertragen weisen darauf hin, dass eine Kalorieneinschränkung außerdem die Gedächtnisleistung von Senioren verbessern könnte. Eine Einschränkung an Kalorien von 30% über drei Monate zeigte bei fünfzig gesunden älteren Menschen (durchschnittliches Alter: 60,5 Jahre, BMI = 28 kg/m^2) eine Verbesserung ihres verbalen Gedächtnisses bei einer gleichzeitigen Abnahme ihres Blutinsulinspiegels und des C-reaktiven Proteins, einem Parameter für Entzündungsaktivitäten[126].

Jung bleiben ohne Abendessen?

Der Zeitpunkt für die letzte Mahlzeit hängt vom individuellen Lebensstil ab und ist nicht genau auf 16 Uhr festgelegt. Im Sinne des Anti-Ageings sollte mindestens vierzehn Stunden vor dem morgendlichen Aufstehen keine feste Nahrung aufgenommen werden. Um die erwünschten Effekte zu erzielen, reicht es zum Glück zweimal pro Woche auf das Abendessen verzichten.

Lohnt sich der Verzicht?

Ist der Anti-Ageing Effekt des Dinner Cancellings wirklich wert, auf das gemeinsame Abendessen mit der Familie, mit Freunden oder Kollegen zu verzichten? Die anregende Unterhaltung bei gutem Essen – wer möchte das missen? Anti-Ageing kann auch durch eine Vielzahl an weiteren Faktoren beeinflusst werden: regelmäßige körperliche Aktivität, Nahrungsmittel fürs Gehirn, ein anregendes soziales Umfeld. Außerdem ist es für manche Berufstätige oftmals schwierig, sich tagsüber ausgewogen zu ernähren. Wichtiger ist definitiv sich gesund zu ernähren und auch abends zu essen, als sich ungesund zu ernähren und Dinner Cancelling zu betreiben.

15. Kopfnuss – Das Gehirn als Vielfraß

Um in der Schule oder Hochschule, im Berufsleben bei Besprechungen oder beim Auto fahren fit zu bleiben, müssen wir dem Gehirn etwas bieten, ebenso zur Erhaltung der geistigen Fitness im Alter. Wir liefern dem Gehirn „Nahrung" und erhalten als Output Konzentrationsfähigkeit und Erinnerungsvermögen. Auch wenn das Gehirn nur zwei Prozent des Körpergewichts ausmacht, verbraucht es 20% der durchschnittlich aufgenommenen Energie! Das Gehirn ist somit ein Vielfraß, dessen Bedürfnisse es zu decken gilt.

Nahrung für's Gehirn – wovon sprechen wir da?

- Von Studentenfutter (Nüsse und Trockenfrüchte), das seinen Namen nicht umsonst trägt – soll es doch die geistige Leistungsfähigkeit und Lernfähigkeit Studierender unterstützen?
- Von Wasser – das einfach immer gut ist und von dem wir oft zu wenig zu uns nehmen?
- Von Kaugummi, von dem viele behaupten, er fördere die Konzentration?
- Von Traubenzucker für den raschen Energiekick?
- Von aufputschendem Kaffee, Schwarztee oder leistungsfördernden Energy Drinks?
- Von Schokolade, die uns neben Kilokalorien auch ein Glücksgefühl beschert?
- Von Omega-3-Fettsäure-Quellen, den gesunden Fischen?
- Ist ein leerer Magen gut, wenn uns ein voller müde macht?
- Oder ist von Nahrungsergänzungsmitteln die Rede?
- Wofür braucht das Hirn überhaupt Nahrung? Geht es „nur" um Energie = Kilokalorie, oder um Nährstoffe bzw. belebende Substanzen? Und: Was hat das ganze mit Jung bleiben zu tun?

Die Baustoffe – Kohlenhydrate, Fette und Proteine

Eine wesentliche Voraussetzung für geistige Leistungsfähigkeit ist ein über den Tag relativ stabiler Blutzuckerspiegel (= Blutglucosespiegel). Das Gehirn ist auf regelmäßige Glucosezufuhr angewiesen, da es Glucose nicht speichern kann. Am besten wird dies durch kleine Mahlzeiten, die über den Tag verteilt werden, erreicht!

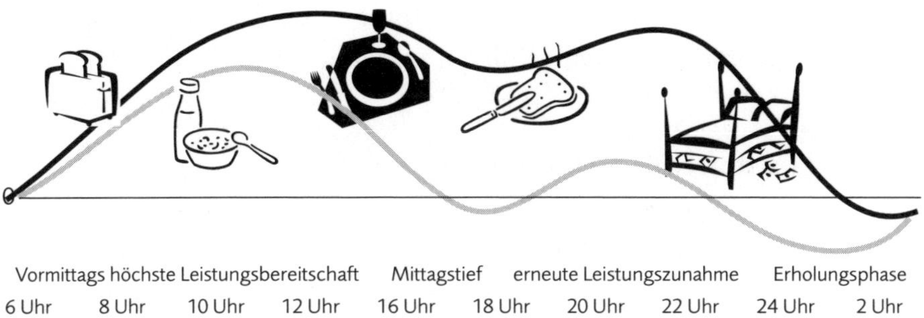

Abbildung 16: Leistungskurve mit (schwarz) und ohne (grau) Zwischenmahlzeiten

Der Verzehr von *kohlenhydratreichen Produkten* mit niedrigem Glykämischen Index, zum Beispiel Linsen, Bohnen oder Vollkorngetreide, ist besser als der Verzehr von Zucker oder Weißmehlprodukten (siehe Kapitel „12. Guter Rat ist NICHT teuer! – Einfache Ernährungsempfehlungen“, S. 129). Bei höherem Ballaststoffanteil ist der Glykämische Index von Lebensmitteln geringer.

Kohlenhydrate sind nicht die einzigen Hauptnährstoffe, die sich auf unser Gehirn auswirken.

Fette sind u. a. Bestandteil von Membranen im Gehirn. Der Verzehr von Nüssen und fetten Meeresfischen (mit ihrem Gehalt an Omega-3-Fettsäuren) wirkt sich auf unsere Gehirnleistung aus.

Ungenügende *Proteinzufuhr* stört die geistige und körperliche Entwicklung. In Mitteleuropa ist Eiweißmangel kein Thema, die Aufnahme von zu viel Eiweiß ist aber auch nicht empfehlenswert. Essentielle Aminosäuren – Eiweißbausteine, die der Körper nicht selbst herstellen kann und wo er daher auf die Zufuhr über die Nahrung angewiesen ist – sind u. a. für die Bildung von Nervenbotenstoffen verantwortlich. Ein Beispiel ist die Bildung von Serotonin, ein Neurotransmitter, der im Gehirn aus der Aminosäure Tryptophan gebildet werden kann. Serotonin kann unter anderem das Gedächtnis anregen.

Wie viel von was? Mindestens 50% Ihrer Energieaufnahme sollte in Form von Kohlenhydraten erfolgen, maximal 30% als Fett.[67]

Mikro-Nährstoffe für Makro-Hirnleistung?

Auch viele Mikro-Nährstoffe (Vitamine, Mineralstoffe, Spurenelemente) sind wichtig für das Gehirn und seine Leistungen. Schwerer *Jod*-Mangel während der Schwangerschaft führt zu drastischen Entwicklungsstörungen beim Kind. Dem wird heute durch die Jod-Anreicherung von Salz vorgebeugt. *Jod*-Mangel kann auch zu Fehlfunktion im abstrakten Denken und zu Demenz führen. Müdigkeit und Anämie können z. B. durch *Eisenmangel* hervorgerufen werden, anämische Schüler bringen schlechtere Leistungen. Auch bei *Zinkmangel* wurden Lernschwächen beobachtet.

Vitamin B1 wird für die Energiegewinnung aus Glukose benötigt, und beeinflusst direkt die Konzentrationsfähigkeit[127]. Auch die *Vitamine B12* und *Folsäure* spielen eine Rolle. Einer Studie zufolge kommt es bei älteren Menschen mit niedrigen Vitamin B12-Werten zu einem stärkeren Verlust der Gehirnsubstanz[128].

Eine optimale *Vitamin C*-Versorgung über lange Zeit hinweg schützt vor geistigem Abbau und vor Krankheiten, welche die Blutgefäße des Gehirns betreffen. Menschen mit hohem *Carotinspiegel* im Blut haben bessere Gedächtnisleistungen als Menschen mit niedrigem Spiegel[129].

Will man die Nährstoffzufuhr über die Ernährung optimieren, sollte das lebenslang passieren: „*Dann wirkt sich Ernährung verzögernd auf den Altersprozess aus*“[129]. Beginnen Sie also heute schon damit, denn wie ein Sprichwort besagt: Heute ist der erste Tag Deines restlichen Lebens.

Nährstoff	**Lebensmittel, die besonders reich an diesem Nährstoff sind**
Eisen	Innereien, Eidotter, Amaranth, Hirse, Quinoa, Kürbiskerne, Mohn, Sesam, Leinsamen, Hülsenfrüchte (Bohnen, Linsen)
Jod	Manche Fische und Meeresfrüchte (Garnelen, Miemuscheln, Schellfisch, Seelachs, Kabeljau), jodiertes Speisesalz
Zink	Käse, Fleisch, Vollkorngetreide
Vitamin B1	Vollkorngetreide, Hülsenfrüchte (v. a. Sojabohnen), Sonnenblumenkerne, Pinienkerne, Paranüsse, Schinken
Vitamin B12	Käse, Innereien, Hering, Makrele, Muscheln
Folsäure	Grüne Blattgemüse (z. B. Grünkohl, Spinat, Petrsilie), Hülsenfürchte (Limabohnen, Kichererbsen, Sojabohnen), Weizenkeime, Leber (von Rind und Huhn)
Vitamin C	Acerola, Hagebutte, Sanddorn, schwarze Johannisbeere, Erdbeere, Guave, Papaya, Paprika, Petersilie, Brennessel, Sauerampfer, Kren
Provitamin A (ß-Carotin)	Trockenmarillen, Grünkohl, Karotten, Petersilie, Löwenzahnblätter, Süßkartoffel

Tabelle 15: Mikronährstoffe fürs Gehirn[109]

Lebensmittel für's Gehirn

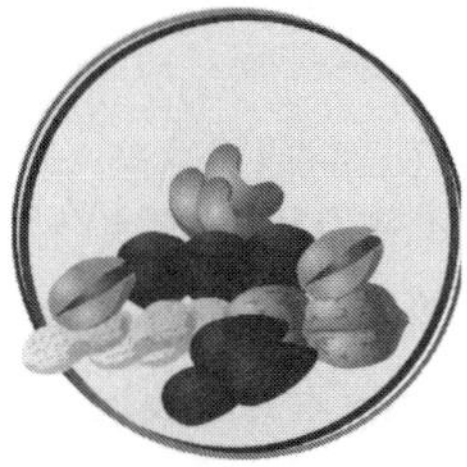

Nüsse & Trockenobst

„*Are you nuts?*“ lautet eine englische Frage – zu Deutsch „Spinnst Du?“. „Nuts“ bezog sich vor rund 200 Jahren auf den Kopf, danach änderte sich die Bedeutung in Richtung „etwas ist falsch im Kopf“. Übersetzt heißt nuts jedoch auch Nüsse. Und Nüsse sind eine gute Gehirnnahrung. Also Nüsse, um nicht *nuts* zu sein?

Was ist das Besondere an Nüssen? Die meisten Nüsse enthalten große Mengen an ungesättigten Fettsäuren. Mehrfach ungesättigte Omega-3- und Omega-6-Fettsäuren sind Bestandteile jeder Zellmembran, Omega-3-Fettsäuren sind zudem für die Aufrechterhaltung der normalen Hirnfunktion nötig. Sie sind vor allem in fetten Fischen, aber auch in Rapsöl, Leinöl, Sojaöl und eben in Nüssen enthalten. Mangel an Omega-3-Fettsäuren wirkt sich u. a. auf das Sehvermögen, die Immunabwehr und auf die Hirnleistung aus, daher werden Nüsse als „Brainfood" bezeichnet. Bereits für den Fötus sind Omega-3-Fettsäuren wichtig, man geht davon aus, dass dieser sie im Gehirn anreichert.

Tipp

Das heißt also für Sie: Essen Sie hin und wieder ein paar Nüsse und stärken Sie so Ihr Hirn. Nicht umsonst bezeichnet man diese bunten Mischungen auch als „Studentenfutter".

Genauso gut könnte man es aber durchaus auch Schülerfutter, Managerfutter, Autofahrerfutter und Seniorenfutter nennen – für alle Menschen, die unabhängig ihres Alters geistig fit sein wollen und müssen. Da Nüsse relativ energiereich sind (100 g Nüsse haben – je nach Nusstyp – zwischen 500–700 kcal), sollten nur kleine Mengen verzehrt werden. Auch Trockenfrüchte enthalten neben wertvollen Ballaststoffen und Mineralstoffen Energie in konzentrierter Form: 100 g Dörrobst enthält ca. 250 kcal.

Lebenselixier Wasser

Wasser ist ebenso ein Elixier für das Gehirn. Lässt die Konzentrationsfähigkeit nach, so sollte dies die erste Frage sein, die man sich stellt: *Habe ich heute genug getrunken?* Diese Frage stellt sich in jedem Alter! In Deutschland wurde 2008 eine Aktion an Schulen gestartet. Die

Maßnahmen der Aktion „Trinkfit – mach mit" waren einfach und erfolgreich: Kinder lernten im Unterricht, wie wichtig Trinken ist, Wasserspender wurden in den Schulen installiert, und die Schüler konnten in der Pause aber auch im Unterricht jederzeit kühles Wasser zapfen. Durch diese einfache Aktion glichen die Schüler ihr Flüssigkeitsdefizit aus.[130]

Junge Menschen können ein etwaiges Defizit allerdings rascher ausgleichen als ältere Personen. Als man alte und junge Menschen 20 Stunden dursten und sie dann wieder trinken ließ, glichen die jungen ihr Flüssigkeitsdefizit sofort wieder aus, bei den alten Menschen dauerte es viel länger und glich sich nicht völlig aus[129]. Bestimmte Kompensationsmechanismen funktionieren im Alter nicht mehr.

Gesunde „Wiederkäuer"?

Kaugummi – ob Sie es glauben oder nicht – hat die Wissenschaft jahrelang beschäftigt. Während die einen im Kaugummi kauen lediglich eine Unsitte amerikanischer Herkunft sehen, projizieren andere Abnehmeffekte, gesteigerte Konzentrationsfähigkeit oder erhöhte Lernfähigkeit hinein. Die Wissenschaft ist dem allen nachgegangen. Um herauszufinden, ob der Kauvorgang einen Einfluss auf die Konzentrationsfähigkeit oder Lernfähigkeit hat, wird in Untersuchungen ausschließlich zuckerfreier Kaugummi eingesetzt. Somit kann ausgeschlossen werden, dass eine potentielle Leistungsverbesserung am Zucker liegt.

In einer Studie wurden 75 Personen in drei Gruppen eingeteilt: 25 Personen kauten Kaugummi, 25 imitierten den Kauvorgang, ohne einen Kaugummi im Mund zu haben, und 25 kauten nicht. Die 75 Probanden wurden verschiedenen Tests unterzogen: Erinnerungstests mit Wörtern und Bildern, räumliches Gedächtnis, Zahlen, Reaktionszeit. Vor allem das Erinnerungsvermögen an Wörter konnte durch das Kauen von Kaugummi gesteigert werden. Die Aufmerksamkeit wurde durch Kaugummikauen nicht erhöht. Eine Imitation des Kauvorganges ohne Kaugummi führte allerdings nicht zur verbesserter Gedächtnisleistung[131]. Eine andere Forschergruppe ging der Frage nach, ob Kaugummikauen während des Lernens oder beim Abrufen des zuvor Gelernten hilfreich ist. Personen, die sowohl beim Lernen als auch beim Abrufen Kaugummi kauten, schnitten besser ab als jene, die in keiner der beiden Phasen Kaugummi kauten[132].

Hilft er nicht beim Lernen, so unterstützt Kaugummi kauen Sie mitunter anderswo: einer Studie zufolge reduziert Kaugummi kauen den Appetit, kann Heißhungergefühle im Keim ersticken und unkontrolliertem Snacking von süßen und salzigen Snacks vorbeugen[133].

Andere Studien sprechen dem Kaugummi hingegen gar keinen Effekt auf die Gedächtnisleistung zu[134], oder es gibt widersprüchliche Daten, nach denen das Kauen von zuckerhältigem Kaugummi weder zu mehr Sättigung, noch zu mehr Appetit, zu keiner geänderten Mahlzeiten-Frequenz und keiner geänderten Energieaufnahme[135] führte.

Es ist somit keine klare Aussage möglich, ob Kaugummikauen das Lernen unterstützt. Wenn Sie daran glauben, hat er aber gute Chancen, zumindest einen Placeboeffekt zu bewirken.

Traubenzucker – Turbo für Prüfungen?

Auch wenn sich das Gerücht hartnäckig zu halten scheint: Traubenzucker ist kein guter Begleiter bei mehrstündigen Prüfungen oder harten Arbeitstagen. Er führt zu raschem Blutzuckeranstieg – und zu raschem Abfall. Er kann daher schnell und kurz Energie liefern, wenn dies notwendig ist. Eine wesentliche Voraussetzung für längere geistige Leistungsfähigkeit ist aber ein über den Tag relativ stabiler Blutzuckerspiegel. Der Verzehr von kohlenhydratreichen Produkten mit niedrigem Glykämischen Index ist daher besser als der Verzehr von Zucker (auch Traubenzucker).

Kaffee, Tee, Energy drinks – die Zwischendurch-Pusher

Kaffee ist für viele das reinste Lebenselixier: Ritual nach dem Aufstehen, Aufputscher im Büro, Genuss nach dem Essen, sensorisches Erlebnis. Die anregende Wirkung von Koffein setzt etwa 20–60 Minuten nach Kaffeekonsum ein und kann nicht durch höhere Dosen gesteigert werden. Die Zugabe von Milch verlangsamt die Magenentleerung, dadurch verlängert sich die Verweildauer des Koffeins im Magen und das enthaltene Koffein wird langsamer resorbiert. Raucher bauen Koffein schneller ab, da die Aktivität der Koffein abbauenden Enzyme in der Leber durch Inhaltsstoffe des Zigarettenrauches erhöht ist[136]. Es ist also nicht überraschend, dass viele Raucher auch sehr viel Kaffee trinken.

Im Alter ist die anregende Wirkung von Kaffee erhöht: Während Koffein bei jüngeren Menschen im Blut zum Teil an Proteine gebunden wird und inaktiv ist, wirkt es bei älteren Menschen stärker, da das Blut weniger Eiweiß enthält und der Proteinstoffwechsel im Alter verlangsamt ist[136].

Kaffee und ein Glas Wasser

Sicher kennen Sie den Mythos, dass Kaffee dem Körper das Wasser entzieht. In der Tat ist die Harn treibende Wirkung jedoch nur gering. Beim Genuss weniger Tassen Kaffee kann die geringe Harn treibende Wirkung des Koffeins innerhalb eines Tages durch Gegenregulationsmechanismen kompensiert werden. Der Effekt des Koffeins ist somit nur ein vorübergehender, und bei regelmäßigem Kaffeekonsum zudem weniger stark ausgeprägt.

Es schadet ganz sicher nicht, zu einer Tasse Kaffee ein Glas Wasser zu trinken! Notwendig ist es allerdings nicht. Laut der Deutschen Gesellschaft für Ernährung leistet Kaffee für viele Menschen sogar einen wesentlichen Beitrag zur täglichen Wasserzufuhr[137]. Der schöne Brauch mit dem Kaffee ein Glas Wasser serviert zu bekommen, spricht jedoch eher das Genussverhalten an und sollte dem Gast sagen, dass er auch noch gerne gesehen ist, wenn er den Kaffee selbst schon konsumiert hat.

Der Umkehrschluss sollte jedoch auch nicht gezogen werden. Wegen seiner anregenden Wirkung auf Herz und Kreislauf sollte Kaffee nicht als Durstlöscher getrunken werden!

Tee führt im Vergleich zu Kaffee zu einer milderen Anregung, die aber länger anhält. Das Koffein kommt im Tee nämlich nicht in freier Form vor, sondern ist an Aminosäuren und an Gerbstoffe (Polyphenole) gebunden, und wird daher nicht vollständig vom Körper aufgenommen. Ältere Personen (70–74Jahre), die Tee konsumieren, schnitten in einer Studie bei kognitiven Tests besser ab[138]. Tee können Sie also mit ruhigem Gewissen trinken!

Energy drinks sind aufputschende Getränke, die primär aus Wasser und Zucker bestehen und daneben Koffein und andere Substanzen enthalten. Die Stimulierung erfolgt primär durch das Koffein, der Koffeingehalt einer 250 ml-Dose Energy drink entspricht ca. dem einer Tasse Kaffee. Manche Energy drinks enthalten Guarana. Guarana ist die koffeinhaltige Frucht einer Lianenpflanze, das Guaranakoffein wird durch Gerbstoffe und Rohfasern langsamer an den Körper abgegeben. Die Wirkung des Koffeins setzt somit später ein und hält länger an[139].

Besonders gefährlich sind die Kombinationen von Alkohol und Energy Drinks (besonders beliebt bei Jugendlichen): werden Energy Drinks diese beispielsweise mit Vodka und Whisky zusammen eingenommen, werden die Auswirkungen des Alkohols wie Müdigkeit minimiert und man kann sich gleichzeitig noch munter durch die Nacht zu bewegen. Dass diese Kombination eine (lebens-) gefährliche sein kann, muss an dieser Stelle nicht weiter ausgeführt werden. Die motorischen und physischen Fähigkeiten und die Reaktionszeit durch den gleichzeitigen Konsum von Alkohol und Energy Drinks werden reduziert[140].

Absolut ungeeignet sind Energy Drinks als Sportlergetränk, da sie hyperton sind. Der menschliche Körper nimmt Getränke besonders gut auf, die in der Zusammensetzung und Konzentration der Inhaltsstoffe des eigenen Blutes sehr ähnlich sind (isoton Getränke). In Energy Drinks ist die Konzentration der Substanzen allerdings höher als im Körper. Diese Getränke werden als „hyperton“ bezeichnet und sehr langsam aufgenommen.

Seelentröster Schokolade

Ist Schokolade tatsächlich so schlecht wie ihr Ruf?

Eine norwegische Studie zeigte, dass ältere Personen (70–74Jahre), die Schokolade, Wein oder Tee konsumieren, bei kognitiven Tests besser abschnitten. Am besten waren die Ergebnisse derer, die alle drei Produkte verzehren. Nun ist die Menge oft entscheidend: Als beste Dosis zur Steigerung der geistigen Leistungsfähigkeit erwiesen sich 10 g Schokolade und 75–100 ml Wein am Tag (das entspricht ca. einer halben Rippe einer 100 g Tafel, und weniger (!) als einem Achterl Wein), bei Tee galt hingegen: je mehr desto besser[138].

Gesundheit aus dem Wasser – Fisch

Fette Meeresfische werden vor allem aufgrund ihres Gehalts an sogenannten Omega-3-Fettsäuren gepriesen. Die langkettigen Fettsäuren Eicosapentaensäure (EPA) und Docosahexaensäure (DHA) sind zum Beispiel in Lachs, Thunfisch, Makrele, Hering oder Sardinen, aber auch in Fischen aus kalten Gebirgsseen enthalten. Sie senken das Risiko für Herz-Kreislauferkrankungen, sind integraler Bestandteil von Zellmembranen, beeinflussen Entwicklung und Funktion des Nervengewebes und die Gehirnentwicklung.

Für Föten und Säuglinge sind EPA und DHA für eine normale Hirnfunktion unentbehrlich! Bestimmte Omega-3- und Omega-6-Fettsäuren spielen außerdem eine Rolle bei der Bildung, Freisetzung und Wiederaufnahme von Neurotransmittern (= Nervenbotenstoffen) und beeinflussen auf diese Weise die Konzentration und geistige Leistungsfähigkeit.

Auch bei Jugendlichen wirkt sich Fischverzehr positiv aus. Je mehr Fisch männliche Jugendliche im Alter von 15 Jahren aßen, desto besser war ihre kognitive Leistungsfähigkeit bei einem drei Jahre später stattfindenden Intelligenztest[141].

Eine norwegische Studie konnte einen Zusammenhang zwischen Fischverzehr und kognitiver Leistungsfähigkeit im Alter zeigen. Bei dieser Studie, an der mehr als 2000 Personen im Alter von 70–74 Jahren teilnahmen, wirkte sich bereits eine durchschnittliche Aufnahme von 10 g Fisch pro Tag positiv auf diverse kognitive Fähigkeiten aus. Die kognitive Leistung stieg mit zunehmendem Fischkonsum, bei einer Aufnahme von 70–80 g pro Tag wurde der größte Effekt beobachtet. Allerdings hatten sowohl fette als auch magere Fische eine positive Wirkung[142].

Nun ist eine Aufnahme von 70–80 g pro Tag in Norwegen, wo Fisch einen höheren Stellenwert als im Binnenland Österreich hat, sicherlich einfacher zu erreichen. Durchschnittlich 10 g/Tag erreichen Sie aber bereits durch eine wöchentliche Fischmahlzeit!

Ob frischer Fisch oder tiefgefroren ist primär eine Frage der Verfügbarkeit. Hingegen ist es nicht gleichgültig, ob man eine Fischmahlzeit oder Fischöl in Form von Kapseln zu sich nimmt. Eine Einnahme von Nahrungsergänzungsmitteln in einem Versuch über 26 Wochen hinweg brachte hingegen keine positive Veränderung der kognitiven Leistungen von Menschen ab 65 Jahren[143].

Zurückhaltung – die Zauberformel?

Starke Einschränkung beim Essen, um das Körpergewicht zu halten oder das Wunschgewicht zu erreichen, hat viele Konsequenzen. Abgesehen davon, dass für das langfristige Erreichen des Wunschgewichtes nicht die Abstinenz, sondern ausschließlich die Umstellung auf gesündere Ernährung Erfolg versprechend ist, führt die Selbstkasteiung beim Essen mitunter zu schlechterer Leistungsfähigkeit.

Tatsächlich zeigten sich bei starker Einschränkung der Nahrungsmittelzufuhr erhebliche Nachteile bei Kindern! Mädchen mit einem Durchschnittsalter von zehn Jahren hatten eine längere Reaktionszeit, und brauchten länger beim sogenannten „Tower of London Test“[144].

Bei älteren, normal- und übergewichtigen Menschen mit einem durchschnittlichen BMI von 28 kg/m² (BMI = Body mass index = Körpergewicht in kg/Körpergröße in m²) wurde in einer Studie durch eine um

30% geringere kcal-Zufuhr jedoch ein positiver Effekt auf die Gedächtnisleistung erzielt[126] (siehe Kapitel „14. Vergessen auf das Abendessen – Dinner Cancelling als Anti-Ageing Strategie?“, S. 174).

Nahrungsergänzungsmittel – als Allheilmittel?

Die Werbung gaukelt uns oft vor, dass wir jedes Problem mit einer Tablette lösen können. Ob Konzentrationsschwäche, Abnehmen oder Muskelaufbau – alles ist scheinbar kein Problem. Doch so einfach ist das nicht! Auch wenn Mikronährstoffe wichtig für das Gehirn sind, führt die rasche Einnahme einer Vitamintablette kurz vor der Schularbeit nicht zu besseren Noten.

Buchtipp

Was der Körper wirklich braucht – Über Nahrungsergänzungsmittel, Vitamine und Pseudoprodukte, erschienen im Goldegg Verlag behandelt ausführlich dieses Thema.

Andere Intelligenz erhaltende Faktoren

Neben der Ernährung darf gerade bei der geistigen Fitness nicht auf andere Faktoren vergessen werden:

Herz-Kreislauferkrankungen vermindern die kognitive Leistungsfähigkeit – und ihre Entstehung ist durch Ihren Lebensstil beeinflussbar.

Eine komplexe, intellektuell anregende, kognitiv fordernde Umwelt erhält die eigene Intelligenz – gestalten Sie diese Umwelt! Lesen Sie Bücher, gehen Sie ins Theater, diskutieren Sie über tagesaktuelle Themen. Auch ein hohes geistiges Niveau des Lebensgefährten oder der -gefährtin wirken sich aus. Kreuzworträtsel lösen, Sudoku und dergleichen sind mehr als nur Zeitvertreib!

Der altersbedingte Verlust unserer kognitiven Leistung beginnt bereits im Alter von 20–30 Jahren[145]. Ein Grund mehr, sich schon in **jungen Jahren** entsprechend zu ernähren! Die entsprechenden Kopfnuss-Rezepte finden Sie im Kapitel „Petersil statt senil“.

16. Kein Sport ist Mord – Leben und Anti-Ageing ist Bewegung

Zum Thema Anti-Ageing gibt es neben einer ausgewogenen Ernährung viele Strategien: geistige Aktivität, Anti-Faltencremes, Wellness-Kuren mit Entspannung, Entschleunigung im Kloster u. v. m. Manche halten sogar Schönheitsoperationen für ein geeignetes Mittel dem Alter ein Schnippchen zu schlagen. Daneben gibt es ein weiteres wichtiges Element auf unserem Weg zum persönlichen Wohlbefinden: körperliche Bewegung.

Körperliche Aktivität ist aber nicht nur eine Ergänzung, um uns gesund und fit zu halten sondern stellt vielmehr – zusammen mit einer ausgewogenen Ernährung.

Fitness ist körperliche Bewegung

Die Anzeichen des Alterns wie Falten und schlaffe Haut können wir bis zu einem gewissen Grad dank vielfältiger Kosmetikprodukte „kaschieren". Körperliche Bewegung ist hingegen eine Möglichkeit, diese äußeren Anzeichen des Älterwerdens zu überlisten, denn Bewegung verbessert das Aussehen, beschert einen frischeren Teint, strafft Oberschenkel und Arme und lässt Fettpölsterchen schwinden. Zudem trägt unser Erscheinungsbild auch zu unserer Stimmungslage bei.

Doch um Äußerlichkeiten geht es primär nicht. Tatsächlich sind es innere, nicht sichtbare Parameter, denen wir durch regelmäßige körperliche Bewegung zu mehr Vitalität verhelfen: Herz-Kreislaufsystem, Knochendichte, Muskelmasse, Blutfettwerte, Blutdruck sind nur einige der „Biomarker", mit denen wir uns das unsichtbare, innerliche Wohlbefinden dank körperlicher Aktivität sichern.

Körperliche Anstrengung regt den Blutkreislauf an, die feinen Hautzellen werden besser durchblutet und mit Sauerstoff versorgt. Natürlich profitiert auch die äußere Hautschicht, bleibt sie doch elastischer und das macht unser gutes Aussehen aus. Die Muskelmasse erhöht sich dank körperlicher Bewegung und wer als Jugendlicher regelmäßig

Sport treibt, baut mehr Knochenmasse auf – im Alter wiederum vermeiden wir einen zu raschen Abbau an Knochen- und Muskelmasse. Ganz zu schweigen von einer verbesserten Ausdauer – damit wir nicht beim 10 Sekundensprint um die Straßenbahn zu erreichen gleich außer Atem kommen!

Stressabbau und inneres Gleichgewicht

Durch regelmäßige Bewegung wird nicht nur unser Körper gefordert, sondern es öffnen sich auch mental interessante, neue Aspekte. Ein Waldlauf, eine Yoga-Einheit oder eine Walking-Runde im Park können in unseren Gedanken plötzlich neuen Ideen zum Einzug verhelfen, die möglicherweise – gleich ob im Beruf oder im Privatleben – zu spannenden neuen Überlegungen und Erkenntnissen führen.

Körperliche Bewegung steigert zwar nicht unseren IQ, doch durch die bessere Durchblutung werden unsere grauen Zellen mit mehr Sauerstoff versorgt. Die Konzentrationsfähigkeit, das Lernvermögen und unsere Kreativität steigen[146,147].

Zusätzlich bauen wir durch regelmäßige Bewegung Stresshormone ab und der Spiegel an Glückshormonen wie Endorphine und Serotonin kann erhöht werden – so kann uns nach einem entspannenden Waldlauf nichts mehr so schnell aus dem Gleichgewicht bringen! Auch ein flotter Spaziergang hilft aber schon, den Kopf freizubekommen und abzuschalten.

Sport mit Maß und Ziel

Haben Sie bisher wenig bis gar keine Bewegung gemacht und beginnen Sie nun, Ihr Leben bewusster zu gestalten? Herzliche Gratulation!

Zu Beginn sind es aber genau die kleinen Schritte, die Sie riesige Sprünge machen werden lassen! Und wenn Sie sich realistische Ziele stecken, dann ist auch die Chance ungleich höher, dass Sie daraus eine Gewohnheit entwickeln und es Ihnen lange Spaß macht!

Tipp

Beginnen Sie Ihr sportliches Bewegungsprogramm zu allererst mit einem Gesundheitscheck! So stellen Sie sicher, die richtige Sportart mit der für Sie angemessenen Intensität in Angriff zu nehmen!

Sind Sie ohnehin bereits sehr sportlich? Herzlichen Glückwunsch! Sie haben also bereits „Ihren" Sport gefunden! Weiter so!

Was ist die ideale Anti-Ageing-Bewegung?

Persönliche Vorlieben spielen bei der geeigneten Wahl an körperlichen Aktivitäten eine entscheidende Rolle. Es gibt viele Möglichkeiten der Bewegung, je nachdem ob Sie Aktivierung oder Entspannung und Ausgleich haben möchten.

Tipp

Einige Fragen, die Sie sich bei der Wahl Ihres persönlichen „Anti-Ageing-Bewegungsprogramm" stellen sollten:
Wo betreiben Sie am liebsten Sport? (in der Natur, im Fitness-Studio, in der Halle, zu Hause ...)
Was haben Sie für Möglichkeiten in Ihrer Nähe?
Betreiben Sie ihre Aktivitäten lieber alleine oder in der Gruppe?
Was peilen Sie an? (Muskelaufbau, Gewichtsabnahme, Stressabbau, einfach nur Fitness im Sinne eines Ausdauertrainings ...)
Wie intensiv wollen Sie Ihr Training gestalten?
Wie viel Zeit wollen Sie erübrigen? (je nach Arbeits- und Privatleben können lange Anfahrtszeiten zum „Ort der Bewegung" ansonsten im Laufe der Zeit gerne als Ausreden gebraucht werden)

Die „Bewegungs-Tops"

Ausdauersportarten wie Wandern/Schneeschuhwandern, (Nordic) Walken/Gehen, Laufen, Langlaufen, Eislaufen, Radfahren, Schwimmen zählen zu den idealen Sportarten für körperliche und geistige Entspannung. Sie stärken das Herz-Kreislauf-System und sind außerdem

Outdoor-Sportarten (Ausnahme im Winter: Schwimmen) womit auch die Komponente „Natur“ zu zusätzlicher Entspannung führt!

Beachten Sie, dass gerade bei den Ausdauer- und naturverbundenen Aktivitäten die Ausrüstung (Stichwort: Schuhe!) ein essentieller „Begleiter“ ist, der sorgfältig an Ihre Bedürfnisse angepasst sein sollte!

Wandern oder Schneeschuhwandern zählen für alle Altersklassen zu einem idealen Herz-Kreislauf-Training. Eine gute Planung und ein Blick auf die Wetteraussichten sind aber bei jeder noch so leicht scheinenden Tour ein Muss!

(Nordic-) Walking oder einfach nur „Gehen“: Ob mit oder ohne Stecken, schnelles Gehen mit einem bewussten Armeinsatz ist auch für Übergewichtige und ältere Personen möglich! Direkt von der Haustüre weg bedarf es keiner Ausreden wie „lange Anfahrtszeiten“. Ideal ist natürlich weicher Waldboden – so verfügbar.

Der Laufboom hält schon seit Jahrzehnten an! Während „Gehen“ für jedermann/-frau geeignet ist, sollten beim Laufen allerdings „gewichtige Persönlichkeiten“ dies vorher mit einem kompetenten Berater in einem Sportinstitut absprechen.

Langlaufen ist eine der komplettesten und „sanftesten“ Bewegungsarten! In gespurten Loipen zwischen verschneiten Waldlandschaften dahin gleiten ist nicht nur ein Genuss für die Gelenke, sondern auch für's Auge!

Radfahren bietet ein sanftes Herz-Kreislauf-Training und ist zudem gelenkschonend. Achten Sie besonders auf eine günstige Haltung um Nacken- oder Rückenschmerzen zu vermeiden.

Schwimmen oder Aqua-Fitness eignen sich besonders für übergewichtige Personen um gelenksschonend Ausdauer zu trainieren! Und nur weil Sie keinen Schweiß spüren, heißt das noch lange nicht, dass Sie Ihren Körper nicht trainieren!

Daneben zählen auch Ausdauergeräte wie Stepper und Fahrradergometer als gute Möglichkeit, Ihre Belastung individuell anzupassen –

und dafür müssen Sie nicht einmal das Haus verlassen. Das ist auch besonders praktisch, wenn das Wetter nicht dazu einlädt, hinaus zu gehen.

Körperbetonte Bewegungsarten wie Klettern, Yoga, Pilates, Tanzen stärken die Dehnbarkeit und Geschmeidigkeit unseres Körpers und fördern den Muskelaufbau.

Kraftsport im Fitnesscenter sollte gezielt und unter Anleitung durchgeführt werden. Es bietet die Möglichkeit, langsam den Muskelaufbau zu erreichen und gleichzeitig die Knochen zu stärken.

Was wichtig ist ...

In erster Linie sollen Sie Spaß an der Bewegung haben! Nur so erreichen Sie den „Nebeneffekt", dass Ihre Gesundheit profitiert!

Integrieren Sie Bewegung in Ihren Alltag: Stiegensteigen statt Rolltreppe, Fahrrad statt Auto oder ein abendlicher Spaziergang statt gleich auf die Couch.

Genießen Sie Aktivitäten mit anderen! Vereine können eine Möglichkeit sein, sportliche Kontakte zu knüpfen.

Weniger ist oft mehr! Nicht das Außer-Atem-kommen ist oberstes Ziel, sondern Regelmäßigkeit und Ausdauer. Vermeiden Sie vor allem als Anfänger daher Überbelastung und zu intensive Einheiten.

Hören Sie auf Ihren Körper! Er gibt Ihnen Signale wann es Zeit ist für eine notwendige Pause!

Ganz wichtig: Achten Sie auf ausreichende und regelmäßige Flüssigkeitszufuhr während Ihrer sportlichen Aktivitäten! Ein Mangel an Flüssigkeit kann zu einem Leistungsabfall, Schwächeanfällen, Muskelkrämpfen und Kopfschmerzen führen. Pro Stunde schweißtreibenden Sports sollte ein Liter zusätzlich an Flüssigkeit aufgenommen werden.

Über den Schweiß werden zahlreiche Mineralstoffe abgegeben (Kalium, Natrium, Chlorid, Calcium, Magnesium), die über eine ausreichende Flüssigkeitszufuhr dem Körper wieder zugeführt werden müssen.

Tipp

Im Handel werden „isotone" Getränke als Durstlöscher bei sportlichen Aktivitäten angeboten. „Isoton" bedeutet, dass die Inhaltsstoffe der Getränke (Elektrolyte) der Zusammensetzung des Blutes entsprechen und somit am besten von Körper aufgenommen werden. Zu den isotonen Getränken zählen Elektrolytgetränke in Pulverform oder Fertigdrinks.

Vor allem für Freizeitsportler gilt aber, dass nicht diese teuren Sportlergetränke gekauft werden müssen, sondern Mischungen aus Fruchtsäften mit Mineralwasser (und eventuell einer Prise Salz) ideale und wesentlich günstigere Sportlergetränke darstellen. So ist beispielsweise eine 1:3 Mischung von Fruchtsaft mit Mineralwasser ein hervorragendes Elektrolytgetränk.[148]

Achten Sie im Sommer bei den Outdoor-Aktivitäten auf dementsprechenden Sonnenschutz wie Sonnencreme, Kappe und Brille! Vermeiden Sie Belastungen unter der Mittagshitze und verschieben Sie Ihre Aktivitäten entweder in die Morgen- oder Abendstunden!

Tipps

Tragen Sie sich in Ihren Terminkalender fixe Trainingseinheiten als wichtige Events ein. Somit beugen Sie Terminkollisionen vor und der innere Schweinehund hat es auch schwerer Sie von diesem Termin abzuhalten!

Vergessen Sie bei aller Bewegung auch nicht auf das Dehnen nach dem Sport! Dies erhöht die Beweglichkeit und beugt Verletzungen vor!

Probieren Sie was Neues aus: wie wär's mit Tanzen! Ein soziales Event, das Abwechslung bringt, Ihre Koordination aber auch Ihre Konzentrationsfähigkeit fördert!

8 gute Gründe für Bewegung als Anti-Ageing Strategie!

1. Der Alterungsprozess wird gebremst – sowohl der körperliche als auch der geistige.
2. Die Koordination wird geschult und dies schützt Sie vor Stürzen – besonders im Alter.
3. Die Atmung verbessert sich, da das Lungenvolumen zu nimmt – das Herz-Kreislaufsystem wird Ihnen regelmäßige, ausdauernde Bewegung danken!
4. Übergewicht wird in Schach gehalten – und damit Krankheiten wie Diabetes und Bluthochdruck!
5. Knochendichte und Muskelmasse steigen – die Gefahr für Osteoporose sinkt!
6. Ihr Äußeres bleibt jugendlicher, Ihre Haut wird straffer und Ihr Aussehen wird vitaler!
7. Und die Psyche! Bewegung fördert Ihr Wohlbefinden, entspannt und stärkt gleichzeitig Ihre mentale Seite!
8. Vergessen Sie nicht die soziale Komponente vieler Bewegungsarten – das „gemeinsame Getränk“ oder die gemeinsame Stärkung bei einem gesunden Essen nach dem Lauftreff, dem Kletter-Tag oder dem Basketball-Abend gehören zu einem wunderschönen Ausklang!

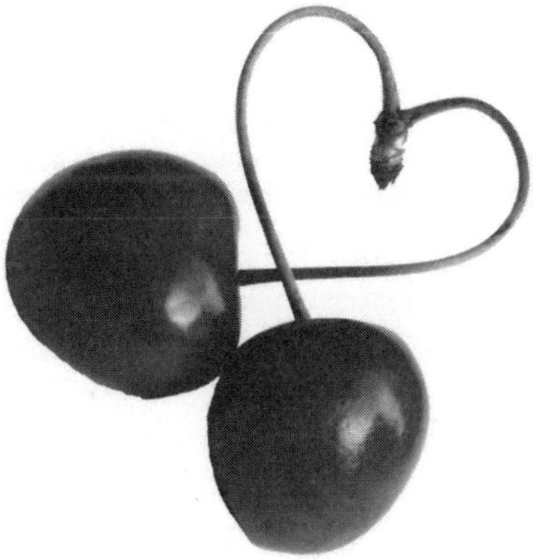

V.

Ausblick – Die Grenzen der ewigen Jugend

Wie alt können wir werden? Warum können Galapagos Schildkröten 180 Jahre alt werden, der Mensch aber nur 100? Was steht einer Verjüngung im Weg? Was ist überhaupt die Ursache des Alterns? Was bestimmt die Lebensdauer unserer Zellen? Alles Fragen ohne wissenschaftlich gesicherte Antworten, da die Ursachen des Alterns von zahlreichen Faktoren abhängen bzw. beeinflusst sind.

Warum Menschen, Tiere und Pflanzen altern ist bisher ein Rätsel. *Altern* ist definiert als „Gesamtheit der durch ein voranschreitendes Lebensalter bedingten Veränderungen". Hinsichtlich Geschwindigkeit und Ausmaß dieser Veränderungen gibt es zwischen den Spezies, aber auch innerhalb einer Art beträchtliche Unterschiede abhängig von der genetischen Ausstattung und zahlreicher Umweltbedingungen.

Der Mensch hat eine durchschnittliche Lebenserwartung von 80 Jahren, die aufgrund des medizinischen Fortschrittes in den letzten Jahrzenten stark angestiegen ist. Das maximal erreichbare Alter eines Menschen hingegen liegt bei ca. 120 Jahren und hat sich nicht wesentlich erhöht.[149]

17. Der Traum vom Ewigen Leben

Bei der biologischen Erforschung des Alterns gibt es zwar keine allgemein gültige Theorie, zellbiologische und physiologische Untersuchungen führten jedoch zu einigen Hypothesen. In Tiermodellen konnte eine erhebliche Verlängerung der Lebensdauer durch eine spezielle Ernährung und genetische Manipulation erreicht werden.

Die bekannteste Theorie des Alterns – die Telomertheorie – stützt sich auf einen Effekt, der nach dem amerikanischen Zellforscher Leonard Hayflick benannt wurde: Sie geht davon aus, dass die Anzahl der möglichen Zellteilungen begrenzt ist. Diese Zahl ist umso geringer, je älter der Mensch ist.[150]

Bei jeder Zellteilung verkleinern sich die Telomere, die Endabschnitte der Chromosomen. Die schrittweise Verkürzung der Chromosomen-Enden ist ein wesentliches Indiz des Alterns. Bis zum 30. Lebensjahr sind die Telomere am längsten, ab dem 65. Lebensjahr werden sie immer kürzer.

Telomere und Telomerase
Vor jeder Zellteilung muss die DNA verdoppelt werden, um eine Kopie auf jede Tochterzelle übertragen zu können. Dabei wird sie an den Enden der Chromosomen kürzer. Damit kein Informationsverlust entsteht, kommt eine kurze DNA-Sequenz an den Chromosomen-Enden vielfach wiederholt vor. Diese Telomere werden in regelmäßigen Abständen durch das Enzym Telomerase wieder verlängert.

Nach etwa 2.000 Zellteilungen ist der Vorrat der DNA aufgebraucht, die Zellen altern und sterben in Folge ab. In Untersuchungen zeigte sich, dass Personen mit längeren Telomeren im Durchschnitt vier bis fünf Jahre länger leben. Diejenigen mit kürzeren Telomeren wiesen ein dreimal höheres Risiko für Infektionserkrankungen auf.

Dass Krebserkrankungen und Herzkrankheiten bei älteren Menschen häufiger auftreten als bei jüngeren, kann durch die Abnutzung der Teleomere erklärt werden.

Wie ein Enzym Zellen „unsterblich" macht, kann anhand von Spermien- und Krebszellen gezeigt werden: Spermien- und Krebszellen sind so gut wie unsterblich, sie besitzen die Fähigkeit zur unendlichen Teilung, weil sie das Enzym Telomerase eingebaut haben. Durch das Enzym werden Telomere repariert, wodurch die Teilungsfähigkeit der Chromosomen erhalten bleibt. Das Enzym ermöglicht es, dass auch ein 70-jähriger Mann gesunde Kinder zeugen kann.

Auch menschliche Zellen sind in der Lage, sich zwanzigmal öfter zu teilen, wenn mehr Telomerase in die Zelle eingebracht wird. „Ewige Jugend" wäre demnach möglich: Durch Manipulation der Telomere könnte der Mensch theoretisch „unsterblich gemacht werden". Der Haken an der Sache ist, dass das Risiko für Krebserkrankungen enorm ansteigt. In 80 Prozent aller Krebsarten spielt die Telomerease eine wesentliche Rolle. Neueste Therapieansätze versuchen in „unsterblichen Krebszellen" den Alterungsprozess auszulösen und die Krebszellen damit unschädlich zu machen.

18. Die Theorien über das Altern

Eine weitere Rolle kommt den Telomeren als Sensoren für durch oxidativen Stress verursachte Zellschäden zu. Sauerstoff und reaktive Sauerstoffabkömmlinge (freie Radikale) sind wesentliche Einflussfaktoren beim Alterungsprozess (siehe Kapitel „5. Reif & schön“, S. 63). Die Oxidation und daraus resultierende Veränderungen sowie Fehlfunktionen der Zelle stehen im Mittelpunkt der *Freie-Radikal-Theorie* des Alterns.[151]

Oxidativer Stress beschreibt das Ungleichgewicht zwischen der Entstehung freier reaktiver Sauerstoff- und Stickstoffradikale und der Entgiftung dieser Oxidantien durch antioxidativ wirksame Stoffe wie Vitamine und Enzymsysteme.

Sauerstoffradikale sind aber nicht bloß ungewollte Nebenprodukte, sondern spielen eine wichtige Rolle im Zellwachstum, der akuten Immunabwehr und als Signal- und Botenstoff. Und das Stickstoffradikal ist ein wichtiger Faktor für die Erweiterung der Blutgefäße und für Nervenzellen als Botenstoff und zur Gedächtnisausbildung.

Schädliche und nützliche Wirkungen sind demnach eng miteinander verbunden. Spezies mit längerer Lebensspanne haben eine stärkere Widerstandskraft gegenüber oxidativem Stress im Vergleich mit kurzlebigen Spezies. Oxidationsschäden sind Merkmal des Alterns. Sie können zum Funktionsverlust von Zellen führen.

Die *Oxidative-Stress-Theorie* besagt, dass der oxidative Schaden Ursache des Alterns ist. Daher zeigen Gewebe mit hohem Sauerstoffbedarf wie Herz-, Leber- und Hirngewebe besonders starke Veränderungen während des Alterns. Alterstypische Erkrankungen, welche mit oxidativen Veränderungen einhergehen sind Krebs, Herzkreislauf-Erkrankungen sowie Krankheiten des Nervensystems.[152]

Als eine weitere Theorie des Alterns gilt die *Stoffwechsel- oder Hungertheorie*: Sie besagt, dass durch eine kalorische Restriktion – also durch die Einschränkung der Kalorienzufuhr – der Alterungsprozess durch verschiedenste Mechanismen wie z.B. geringere Stoffwechselaktivität, reduzierte Radikalproduktion und damit weniger oxidative Schäden, verzögert werden kann. [153]

Es zeigt sich, dass der Prozess des Alterns äußerst komplex ist. Sowohl äußere Faktoren, als auch die Fähigkeit der Zelle darauf zu reagieren beeinflussen unsere Lebenserwartung.

Neben den *genetischen* und *physiologischen* Ursachen des Alterns gibt es auch *evolutionäre* Antworten. Die *evolutionstheoretische Erklärung* lautet: Wenn wir älter werden, dann wird unser Beitrag zur Fortpflanzung geringer, die Fruchtbarkeit nimmt ab, wir erfüllen keinen „Nutzen" mehr. Einem neuen Modell zufolge investieren Eltern aber auf zweierlei Arten in ihre Nachkommen: erstens in deren Geburt und zweitens in deren „Aufzucht". Und das kann in Zeiten, in denen das „Hotel Mama" immer gefragter ist sehr lange dauern. Autonomiebestrebungen Jugendlicher reichen vom Beginn der Pubertät (8–10 Jahre) bis Ende der 30er.

Ob man nun will oder nicht: Jeder Mensch altert. Eine Studie beobachtet einen Zusammenhang zwischen einer positiven Einstellung zum Altern und einer signifikant höheren Lebenserwartung.

Menschen mit einer positiveren Selbstwahrnehmung des Alterns leben siebeneinhalb Jahre länger als jene mit einer weniger positiven Einstellung. Dieser Effekt ist sogar höher als der Einfluss von BMI (Body Mass Index), Blutdruck oder Cholesterinspiegel. Reaktionen des Herzkreislauf-Systems auf Stress, der durch eine allgemein negative Lebenseinstellung begünstigt wird, spielen eine wichtige Rolle.

Die Studie liefert zwei ganz wichtige und interessante Botschaften:

„Negative Selbstwahrnehmungen können die Lebenserwartung verkürzen"

„Positive Selbstwahrnehmungen können das Leben verlängern".

Einerseits können wir durch einfache Maßnahmen ein gesundes und vitales Leben führen und andererseits spielt auch unsere Einstellung eine große Rolle. Es nützt nichts, zu jammern – älter werden wir auf jeden Fall. Aber *wie* das können wir selbst steuern.

Ernährung und Bewegung sind die wirkungsvollsten Mittel um unsere Gesundheit zu fördern, unser Wohlbefinden zu steigern und uns unsere Vitalität zu bewahren.

19. Petersil statt senil

Rote Paprikacremesuppe mit Parmesan (4 Portionen)

Zutaten: 1 EL Olivenöl, 150 g Zwiebel, 3 rote Paprika (400 g verzehrbarer Anteil), 500 ml Gemüsebrühe, 1 Schuss Rotwein, 20 g frischer Parmesan, 1 Prise Pfeffer

Zubereitung: Zwiebel hacken, Paprika fein würfelig schneiden, beides in Olivenöl kurz andünsten, mit Brühe aufgießen und einige Minuten weichkochen, Rotwein und Parmesanstück zufügen und die Suppe pürieren. Abschmecken.

Nährwerte pro Portion:
Energie: 135 kcal, Kohlenhydrate: 9 g, Ballaststoffe: 5 g, Eiweiß: 4 g, Fett: 8 g

Die roten Gemüsepaprika machen diese kalorienarme Suppe nicht nur zu einem farbenfrohen Geschmackserlebnis, sondern liefern reichlich beta-Carotin und Vitamin C. Parmesan stellt eine hervorragende Quelle für Calcium dar.

Karotten-Gorgonzola-Quiche (4 Portionen)

Zutaten Mürbteig: 100 g Weizenvollkornmehl, 60 g Naturjoghurt 1%, 20 g Margarine oder weiche Butter, 1 Prise Salz, 1 Prise Zucker

Zutaten Belag: 320 g geschälte und grob geriebene Karotten, 100 g Zwiebel, 2 Knoblauchzehen,1 TL Olivenöl, Thymian, Salz, Pfeffer, 60 g Gorgonzola

Zutaten Guss: 30 g Milch, 2 Eier à 60 g

Zubereitung: Zutaten für den Mürbteig gut verkneten, Teigkugel eine halbe Stunde kühl rasten lassen, dann ausrollen und in eine Quicheform drücken (ca Ø 25cm). Zwiebel und Knoblauch hacken, mit den Karotten in Olivenöl andünsten, würzen, und auf dem Teig verteilen. Gorgonzola klein würfeln und auf der Quiche verteilen. Milch und Eier versprudeln und darüber gießen. Im Backrohr bei Heißluft 180°C ca 35–40 Minuten backen.

Nährwerte pro Portion:
Energie: 312 kcal, Kohlenhydrate: 25 g, Ballaststoffe: 7 g, Eiweiß: 14 g, Fett: 17 g

Eine leckere Form, eine Portion von „5 am Tag" zu genießen. Die Karotten liefern beta-Carotin . Die Quiche liefert reichlich Folsäure und Calcium.

Kürbis-Apfel-Currygemüse mit Perlweizen (4 Portionen)

Zutaten Gemüse: 1 EL Rapsöl, 2 Zwiebeln (250 g), 700 g Kürbis, je ½ gelber und oranger Paprika, 3–4 säuerliche Äpfel, 1 Schuss Birnensaft naturtrüb, Currypulver scharf, Salz, 1 EL gehackte Petersilie

Zutaten Beilage: 2 Tassen Perlweizen parboiled + Wasser

Zubereitung: Perlweizen mit Wasser und etwas Salz kochen. In der Zwischenzeit Gemüse in kleine Stücke schneiden, Äpfel mit Schale würfeln. Zwiebel in Rapsöl anschwitzen, zuerst den Kürbis, etwas später die Paprika und zuletzt die Äpfel zugeben. Etwas Birnensaft zugießen, Currypulver nach Geschmack und etwas Salz zufügen. Zum Schluss mit etwas Petersilie abschmecken. Den Perlweizen als Beilage genießen.

Nährwerte pro Portion:
Energie: 320 kcal, Kohlenhydrate: 60 g, Ballaststoffe: 7 g, Eiweiß: 8 g, Fett: 5 g

Dieses kohlenhydratreiche Gericht sorgt für optimale Leistungsfähigkeit, der Kürbis ist energiearm und reich an Carotinoiden.

Reisnudelpfanne mit Lachs, Gemüse und Erdnüssen (4 Portionen)

Zutaten: 200 g Reis-Bandnudeln, 300 g Lachsfilet + 1 Prise Salz, 1 Zucchini (300 g), 2 Kohlrabi (420 g), 2 gelbe Paprika (250 g verzehrbarer

Anteil), 200 g Fisolen, 2 Knoblauchzehen, 30 g Erdnüsse, 50 g Sojasauce (die Menge ist sehr vom Produkt abhängig! Kosten!), 10 g Sesamöl.

Zubereitung: Gemüse in Streifen schneiden, Lachsfilet in Würfel schneiden. Sesamöl im Wok erhitzen und Knoblauch anbraten, Kohlrabi, Fisolen und Paprika zufügen und unter Rühren weiterbraten, etwas später die Zucchini, den Lachs und die Erdnüsse zufügen. Reisnudeln inzwischen mit kochendem Wasser übergießen und wenige Minuten (nach Packungshinweis) einweichen aber nicht kochen, Wasser abgießen und Reisnudeln sowie Sojasauce in den Wok geben. Noch einige Minuten braten, abschmecken.

Nährwerte pro Portion:
Energie: 307 kcal, Kohlenhydrate: 28 g, Ballaststoffe: 9 g, Eiweiß: 27 g, Fett: 9 g

Eine leichte bekömmliche Mahlzeit. Lachs liefert wertvolle omega-3 Fettsäuren und Nüsse sind reich an Vitamin E.

Vollkornspagehtti mit Schrimps (4 Portionen)

Zutaten: 2 gr. Zwiebeln (280 g), 2 Knoblauchzehen, 1 Chilli, 15 g Olivenöl, 350 g Tiefkühl-Schrimps, 180 g Sauerrahm, Salz, Pfeffer, 500 g Vollkornspaghetti. Salat als Beilage!

Zubereitung:Nudeln in Salzwasser kochen und abseihen. In der Zwischenzeit Zwiebel, Knoblauch und Chillischote fein hacken, in Olivenöl anbraten, aufgetaute und mit Wasser abgespülte Schrimps zufügen und kurz mitbraten. Hitze reduzieren, würzen, Sauerrahm und Nudeln unterrühren und abschmecken.

Nährwerte pro Portion:
Energie: 489 kcal, Kohlenhydrate: 56 g, Ballaststoffe: 12 g, Eiweiß: 35 g, Fett: 13 g

Eine eiweißreiche und kohlenhydratreiche Speise. Vollkornspaghetti sind außerdem eine ideale Ballaststoffquelle.

Fischfileteintopf mit Mangold

Zutaten: 300 g gedämpfte Kartoffel, 250 Mangold oder Spinat, 300 g Dorsch (Lachs oder Scholle), 70 g Hartkäse (gerieben), 100 g Soja-Cousine, 1TL Zitronensaft, Salz, Pfeffer, Paprika

Zubereitung: Kartoffel dämpfen, schälen und in Scheiben schneiden und in eine befettete Auflaufform schichten, Mangold blachieren, salzen und pfeffern und auf den Kartoffeln verteilen. Den Fisch mit Zitrone beträufeln, salzen und pfeffern und auf den Mangold schichten. Soja-Cousine und geriebenen Käse mischen und über die über die Schichten gießen. Mit Käse bestreuen. Im Backrohr bei 180°C 25–30 min. braten.

Nährwerte pro Portion:
Energie: 354 kcal, Kohlenhydrate: 20 g, Ballaststoffe: 7 g, Eiweiß: 42 g, Fett: 11 g

Dieser Eintopf liefert neben hochwertigem Eiweiß reichlich Carotinoide, Folsäure, Vitamin D und omega-3 Fettsäuren.

Überbackenes Bauernbrot mit Biofeigen und Ziegenkäse (1 Portion)

Zutaten pro Person: 1 gr. Scheibe Bauernbrot, 3–4 frische Biofeigen, 40 g Ziegenkäse, frischer Thymian

Zubereitung: Backblech mit Backpapier auslegen, Brotscheibe(n) darauf legen, mit in Scheiben geschnittenen frischen Feigen inkl. Schale und dünnen Ziegenkäsescheibchen belegen. Im Rohr bei 220°C Heißluft-Grill ca. 10 Minuten überbacken (Der Ofen muss nicht vorgeheizt werden). Mit frischem Thymian bestreuen.

Nährwerte pro Portion:
Energie: 133 kcal, Kohlenhydrate: 23 g, Ballaststoffe: 3 g, Eiweiß: 4 g, Fett: 2,5 g

Eine Portion Obst, wertvolle Ballaststoffe und reichlich Calcium als energiespendende Zwischenmahlzeit.

Nuss – Gugelhupf

Zutaten: 250 g Butter, 100 g Weizenmehl, 150 g Dinkelvollkornmehl, 160 g Zucker, 1/ Pkg Weinsteinpulver, 2 EL Kakaopulver, 2TL Lebkuchengewürz, 5 Eier, 160 g Haselnüsse, 4 EL Kaffee

Zubereitung: Butter und Zucker glatt rühren, Eidotter unterrühren; aus Eiklar Schnee schlagen, Mehl, Kakao, Nüsse, Schnee und Gewürze unter die Buttermasse haben. Bei 180°C im vorgeheizten Backrohr 45–50 min. backen.

Nährwerte pro Portion:
Energie: 279 kcal, Kohlenhydrate: 18 g, Eiweiß: 5 g, Fett: 21 g

Die Nüsse machen diesen Kuchen zu einer guten Vitamin E Quelle.

Tofukuchen

Zutaten: 150 g Margarine, 250 g Tofu, 4 Eier, 6EL Kristallzucker, 3 EL Blütenhonig, 250 Weizenvollkornmehl, 200 g Weizenmehl glatt, ca. 250 ml Mineralwasser, 2 Pkg Vanillezucker, 1Pkg Weinsteinpulver, 4 EL Cranberries oder Berberitzen

Margarine mit Zucker schaumig rühren und geriebenen Tofu unterrühren. Dotter und Honig zufügen und gut rühren. Eiklar zu Schnee schlagen, Mehl, Schnee unter den Teig heben und in eine befettete Gugelhupfform füllen. Im vorgeheizten Backrohr bei 175°C 45–50 min. backen

Nährwerte pro Portion:
Energie: 125 kcal, Kohlenhydrate: 14 g, Ballaststoffe: 1,5 g, Eiweiß: 5 g, Fett: 5 g

Tofu macht diesen Kuchen zu einer fettarmen Schleckerei und liefert dabei noch wertvolle Phytoöstrogene.

Mehr rund ums Kochen und Backen mit Tofu in TOFU: Kochen & Genießen![82]

Karotten-Mohn-Kuchen

Zutaten: 4 Eier (getrennt), 75 g weiche Butter oder Margarine, 75 g Joghurt (1% Fett), 175 g Vollzucker, 1 TL Vanillezucker mit echter Vanille, 1 Prise Salz, 150 g gemahlener Mohn, 100 g gemahlene Haselnüsse, ca. 1/16l Süßmost, 100 g Weizenvollkornmehl + 2TL Backpulver, 350 g grob geriebene Karotten.

Zubereitung: Butter, Zucker, Vanillezucker und Salz mixen, Dotter zufügen und schaumig rühren, Joghurt zufügen und weiter rühren. Mohn und Nüsse zur Masse geben und vermengen, dann die geriebenen Karotten und den Süßmost zufügen und verrühren. Mehl zufügen und zuletzt den Eischnee unterheben. In einer befetteten und bebröselten Springform bei 180°C Heißluft ca 50 Minuten backen.

Nährwerte pro Portion:
Energie: 172 kcal, Kohlenhydrate: 6,5 g, Ballaststoffe: 4 g, Eiweiß: 5,5 g, Fett: 14 g

Als Quelle für Ballaststoffe und beta-Carotin dient dieser Kuchen.

Walnusskekse (16 Stück)

Zutaten: 40 g Butter oder Margarine, 20 g Joghurt (1% Fett), 85 g Vollzucker, 85 g Weizenvollkornmehl, ½ P. Backpulver, 50 g gemahlene Walnüsse bzw. 45 g Walnüsse und 5 g Kokosflocken, je 1 Prise Zimt, Piment, Lebkuchengewürz, 1 ganzes Ei

Zubereitung: Aus allen Zutaten einen Teig bereiten, 1/2 h rasten lassen, mit einem TL kleine Häufchen auf ein Blech setzen (Abstand lassen! Kekse verbreitern sich!) und bei Heißluft 190°C ca 15–20 Minuten backen.

Ergibt 16 große Kekse = 235 g Gewicht gebacken.

Nährwerte pro Portion:
Energie: 76 kcal, Kohlenhydrate: 8 g, Eiweiß: 1,5 g, Fett: 4 g

Für Naschkatzen als Energiequelle für Zwischendurch.

20. Schritt für Schritt & Biss für Biss

7 Mustertage mit je 5 Tipps für Ihre Gesundheit

Bürotag I

1. Haben Sie heute schon genug getrunken? Brühen Sie sich in der Firma gleich am Vormittag eine Kanne Tee auf.
2. Statt einer email oder einem Telefonat einmal zu Fuß ins Nachbarbüro gehen
3. Wählen Sie beim Mittagessen in der Kantine Joghurt statt Kuchen als Nachspeise
4. Eine Obstschüssel im Büro ist nicht nur dekorativ, sondern schmeckt auch gut. Genießen Sie täglich davon!
5. Eine U-Bahnstation früher aussteigen und das letzte Stück zu Fuß nach Hause gehen. So kommen Sie auf andere Gedanken und tun gleichzeitig etwas für Ihren Körper.

Bürotag II

1. Heute Stiege steigen statt Lift & Rolltreppe!
2. Schon untertags einen Termin für abendlichen Lauf / Nordic Walking / Spaziergang mit dem Partner, Freunden oder Kollegen vereinbaren. Eine wirksame Methode gegen „Aufschieberitis“!
3. Geburtstagsjause in der Firma? Warum nicht einmal einen pikanten Imbiss, zum Beispiel Fischbrötchen? Fette Fische enthalten wertvolle Omega-3-Fettsäuren, die unter anderem ihre Gehirnleistung unterstützen!
4. Beim Einkaufen heute bewusst fettarme Milchprodukte kaufen
5. Lust auf Süßes? Ok – aber nicht gleich eine ganze Tafel Schokolade, sondern ein Stück. Und besser dunkle als helle Sorten auswählen.

StudentInnen – Tag

1. Mit dem Rad auf die Uni /FH fahren
2. Kaffee oder Tee nicht nur als Aufputschmittel – sondern ganz bewusst genießen!
3. In der Mensa Salat als Beilage nehmen
4. Zwischendurch ein paar Nüsse als Gehirnnahrung. Nicht umsonst heißt die leckere Mischung aus Nüssen und Trockenfrüchten Studentenfutter!
5. Genug trinken! Ein ausgetrockneter Körper studiert nicht gern!

Tag von Hausmann & Hausfrau

1. Ein gesundes Frühstück als Start in den Tag! Zum Beispiel Müsli mit Joghurt und frischen Früchten der Saison, oder ein Dinkelgrießbrei mit Früchten – er ist in wenigen Minuten zubereitet (1/8l Milch oder Sojamilch +1/8l Wasser aufkochen, 3 EL Grieß einrühren, mit wenig Honig süßen). Dazu Kaffee oder Tee und ein Glas Wasser
2. Ein kleiner Spaziergang zwischendurch, ein paar Gymnastikübungen zuhause – das lässt sich auch neben der Kinderbetreuung unterbringen
3. Erweitern Sie Ihr kulinarisches Repertoire! Probieren Sie einmal ein neues Lebensmittel / Rezept aus.
4. Bewusst entspannen … täglich ein paar Minuten ausschließlich für sich!
5. Das Auge isst auch unter der Woche mit. Farbenfrohe Speisen, ein schön gedeckter Tisch – wenig Aufwand mit großer Wirkung!

SeniorInnen-Tag

1. Mehr Kräuter ins Essen statt zu viel Salz! Nehmen Sie den Duft des Essens ganz bewusst wahr …

2. Täglich Bewegung, wenn möglich im Freien – das fördert die Vitamin D Produktion in der Haut und ist wichtig für stabile Knochen! Bei aktiven Sportarten kommt auch die Verdauung in Schwung, der Darminhalt wird weiter transportiert. Moderate Bewegung unterstützt zudem Ihr Immunsystem.

3. Statt Torte ein leichter Kuchen (siehe Kapitel „19. Petersil statt senil“, S. 205)

4. Geistige Beanspruchung hält jung! Lesen, Rätsel lösen, Karten spielen oder kulturelle Veranstaltungen besuchen.

5. Genug trinken über den Tag verteilt – eine Flasche Wasser oder eine Kanne Tee bereitstellen

Arbeitsfreier Tag I

1. Frische Vollkornbrötchen zum Frühstück – aber zu Fuß zum Bäcker gehen!

2. Wenn möglich, Einkauf am Markt – probieren Sie mal was Neues aus. Folgen Sie ihrer Nase und lassen Sie sich vom Duft verführen. Genießen Sie die bunte Vielfalt!

3. Raus in die Natur – und wenn Sie schon dort wohnen, dann raus aus dem Haus!

4. Obstsalat

5. Grillen? Kein Problem -aber halten Sie sich an unsere Grilltipps (siehe Kapitel „6. Gesundheit – Gesund heut'“, S. 89)

Arbeitsfreier Tag II

1. Kochen mit Olivenöl oder Rapsöl – beide passen hervorragend zu Gemüse, Fisch oder Fleisch.
2. Entdecken Sie die Vielfalt der Hülsenfrüchte. Ihre Zubereitung ist einfacher als ihr Ruf, und richtig gewürzt sind sie auch bekömmlich!
3. In Abhängigkeit Ihrer Fitness: gehen Sie Radfahren und Wandern, Schwimmen oder Spazieren. Am meisten Spaß macht es in Gesllschaft!
4. Verdünnter Fruchtsaft ist der ideale Durstlöscher bei Sport.
5. Sauna, Dampfbad oder Ihre „Wellnessoase" zuhause – ein entspannender Tagesausklang!

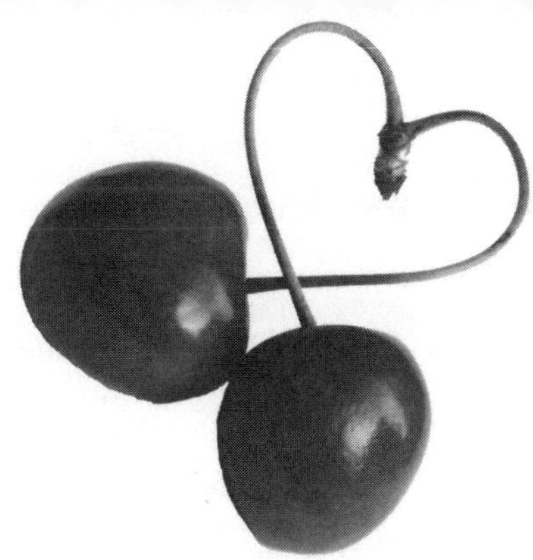

Anhang

D.A.CH – Referenzwerte ausgewählter Vitamine und Mineralstoffe (für Erwachsene)

Nährstoff	Empfohlene Zufuhr / Tag
Vitamin A	0,8–1,0 mg
Vitamin B1	1,0–1,3 mg
Vitamin B2	1,2–1,5 mg
Vitamin B6	1,2–1,6 mg
Vitamin B12	3,0 microgramm
Vitamin C	100 mg
Vitamin D	5 microgramm (ab 65 Jahre: 10 microgramm)
Vitamin E	14–15 mg
Vitamin K	60–70 microgramm
Niacin	13–17 mg
Folsäure	400 microgramm
Pantothensäure	6 mg
Biotin	30–60 microgramm
Calcium	1000–1200 mg
Eisen	10–15 mg
Kalium	2000 mg
Magnesium	300–400 mg
Selen	30–70 microgramm
Zink	7–10 mg

ISSGesund das Journal für gesunde Ernährung

Saisonkalender für Obst

	Jan	Feb	Mär	Apr	Mai	Jun	Jul	Aug	Sep	Okt	Nov	Dez
Äpfel								■	■	■		
Birnen								■	■	■		
Brombeeren							■	■	■			
Erdbeeren					■	■	■					
Heidelbeeren							■	■				
Himbeeren						■	■	■	■			
Holunderbeeren									■	■		
Johannisbeeren						■	■	■				
Kirschen						■	■	■				
Marillen							■	■				
Ringlotten							■	■				
Pfirsiche								■	■	■		
Preiselbeeren								■	■	■		
Weichseln							■	■				
Zwetschken							■	■	■			

Frisches, heimisches Obst ist das Gesündeste, da es noch sämtliche Vitamine aufgrund kurzer Transportwege und geringer Lagerzeiten in sich hat! Der Saisonkalender zeigt daher jene Zeiten an, in denen die jeweilige Obstsorte in heimischen Regionen geerntet wird! Regionale bzw. saisonale Abweichungen können klarerweise auftreten!

ISSGesund - Tip: Drucken Sie diesen Saisonkalender aus und halten Sie diesen jederzeit bereit, sodaß Sie schon vor dem Einkaufen wissen, was gerade geerntet wird!

Weiter Informationen finden Sie unter www.issgesund.at

ISS Gesund – das Journal für gesunde Ernährung

Saisonkalender für Gemüse

	Jan	Feb	Mär	Apr	Mai	Jun	Jul	Aug	Sep	Okt	Nov	Dez
Broccoli						■	■	■	■	■		
Champignons	■	■	■	■	■	■	■	■	■	■	■	■
Chinakohl	■	■							■	■	■	■
Fenchel						■	■	■	■	■		
Fisolen						■	■	■	■			
Jungzwiebel					■	■	■	■	■	■		
Kartoffel						■	■	■	■	■		
Karotten					■	■	■	■	■			
Karfiol					■	■	■	■	■	■		
Kohlrabi					■	■	■	■	■	■		
Kürbis								■	■	■	■	
Mangold					■	■	■	■	■	■		
Paprika						■	■	■	■	■		
Porree	■						■	■	■	■	■	■
Radieschen				■	■	■	■	■	■	■		
Rettich							■	■	■	■		
Rote Rüben							■	■	■	■		
Rotkraut							■	■	■	■	■	
Salatgurken				■	■	■	■	■	■			
Sellerie						■	■	■	■	■		
Spargel				■	■	■						
Spinat				■	■	■	■	■	■	■	■	
Tomaten					■	■	■	■	■	■		
Weißkraut							■	■	■	■	■	
Zuckermais								■	■	■		
Zucchini					■	■	■	■	■	■		
Zwiebel					■	■	■	■	■			

Der Saisonkalender zeigt jene Zeiten an, in denen die jeweiligen Gemüsesorten in heimischen Regionen geerntet werden. Manche Gemüse sind in abweichenden Zeiten als Lagerware erhältlich. Abweichungen können wetterbedingt auftreten!

ISSGesund - Tip: Drucken Sie diesen Saisonkalender aus und halten Sie diesen jederzeit bereit, sodaß Sie schon vor dem Einkaufen wissen, was gerade geerntet wird!
Mehr Infos rund um die Gemüseküche finden Sie unter www.issgesund.at

Anmerkungen

[1] Wardle J, Watters R. Sociocultural influences on attitudes to weight and eating: results of a natural experiment. Int J Eat Disord. 2004 May;35(4):589–96.
[2] Rust P Health determinants throughout the life cycle. In: Epigenetics and Human Helath (Editor Haslberger A, Gressler S) Wiley-Blackwell 2009.
[3] Maurage C. Children's nutrition and health in adulthood. Appetite 2008;51:22–24.
[4] Aboderin I KA, Ben-Shlomo Y, Lysnch JW, Yajnik CS, Kuh D, Yach D. Life Course Perspectives on Coronary Heart Disease, Stroke and Diabetes: Key Issues and Implications for Policy and Research. Geneva: World Health Organization, 2002.
[5] Godfrey Keith M BDJ. Fetal programming and adult health. Public Health Nutrition 2001;4:611–624.
[6] McMillen IC, Muhlhausler BS, Duffield JA, Yuen BSJ. Prenatal programming of postnatal obesity: fetal nutrition and the regulation of leptin synthesis and secretion before birth. Proceedings of the Nutrition Society 2004;63:405–412;
[7] Singhal A, Farooqi IS, O'Rahilly S, Cole TJ, Fewtrell M, Lucas A. Early nutrition and leptin concentrations in later life. Am J Clin Nutr 2002;75:993–999.
[8] Barker DJP MC, Osmond C, Hales CN, Fall CHD. Growth in utero and serum cholesterol concentrations in adult life. British Medical Journal 1993;307:1524–1527;
[9] Keith G RS. Maternal nutrition, placental growth and fetal programming. Proceedings of the Nutrition Society 1998;57:105–111.
[10] Langley-Evans SC. Developmental programming of health and disease. Proceedings of the Nutrition Society 2006;65:97–105.
[11] Singhal A, Cole TJ, Fewtrell M, Deanfield J, Lucas A. Is Slower Early Growth Beneficial for Long-Term Cardiovascular Health? Circulation 2004;109:1108–1113.
[12] Davis M. Breastfeeding and chronic disease in childhood and adolescence. Pediatric Clinics of North America 2001;48:125–141.
[13] Dietz W. The obesity epidemic in young children. British Medical Journal 2001;322:313–314.
[14] Darnton-Hill I NC, James WPT. A life course approach to diet, nutrition and the prevention of chronic diseases. Public Health Nutrition 2001;7:101–121.
[15] Tiggemann M, Kemps E. The phenomenology of food cravings: the role of mental imagery. Appetite(Print) 2005;45:305–313.
[16] Fedoroff I, Polivy J, Peter Herman C. The specificity of restrained versus unrestrained eaters' responses to food cues: general desire to eat, or craving for the cued food? Appetite 2003;41:7–13.
[17] Toll B, Katulak N, Williams-Piehota P, O'Malley S. Validation of a scale for the assessment of food cravings among smokers. Appetite 2008;50:25–32.
[18] Cartwright F, Stritzke W, Durkin K, Houghton S, Burke V, Beilin L. Chocolate craving among children: Implications for disordered eating patterns. Appetite 2007;48:87–95.
[19] Pelchat M. Food cravings in young and elderly adults. Appetite 1997;28:103–113.
[20] Scharinger C, Bauer M. Gesundheit in Settings fördern. FGÖ Lehrgang Regionales Gesundheitsmanagement NordOst, Modul II, 2009.
[21] Olsen S. Understanding the relationship between age and seafood consumption: the mediating role of attitude, health involvement and convenience. Food quality and preference 2003;14:199–209.
[22] Oakes M. Differences in judgments of food healthfulness by young and elderly women. Food quality and preference 2003;14:227–236.

[23] Russell C, Cox D. Understanding middle-aged consumers' perceptions of meat using repertory grid methodology. Food quality and preference 2004;15:317–329.
[24] Verbeke W. Functional foods: consumer willingness to compromise on taste for health? Food quality and preference 2006;17:126–131.
[25] DGE. Vollwertig Essen und Trinken nach den 10 Regeln der DGE. http://www.dge.de/modules.php?name=Content&pa=showpage&pid=15. Zugriff: 18.3.2009.
[26] Klauser EH, E.; M. Blass et al. Lebensmittelbericht Österreich 2008. In: Bundesministerium für Land- und Forstwirtschaft UuW, ed. Wien, 2008.
[27] Baierl A, Derndorfer E, Vogel-Lahner T. Lebensmittelkonsum und Nahrstoffaufnahme von Studierenden im ländlichen Raum. Journal für Ernährungsmedizin 2007;9:13.
[28] Laureati M, Pagliarini E, Calcinoni O, Bidoglio M. Sensory acceptability of traditional food preparations by elderly people. Food quality and preference 2006;17:43–52.
[29] Derndorfer E. Warum wir essen, was wir essen. Eine Entdeckungsreise zum persönlichen Geschmack. Wien: Hubert Krenn VerlagsgesmbH, 2008.
[30] Pelchat M. You can teach an old dog new tricks: olfaction and responses to novel foods by the elderly. Appetite 2000;35:153–160.
[31] Mustonen S, Rantanen R, Tuorila H. Effect of sensory education on school children's food perception: A 2-year follow-up study. Food quality and preference 2009;20:230–240.
[32] Reverdy C, Chesnel F, Schlich P, Köster E, Lange C. Effect of sensory education on willingness to taste novel food in children. Appetite 2008;51:156–165.
[33] Maier A, Vickers Z, Jeffrey Inman J. Sensory-specific satiety, its crossovers, and subsequent choice of potato chip flavors. Appetite 2007;49:419–428.
[34] Havermans R, Janssen T, Giesen J, Roefs A, Jansen A. Food liking, food wanting, and sensory-specific satiety. Appetite 2009;52:222–225.
[35] Johnson J, Vickers Z. Sensory-Specific Satiety For Selected Bread Products Journal of Sensory Studies 1991;6:65–79.
[36] Hollis J, Henry C. Sensory-specific satiety and flavor amplification of foods. Journal of Sensory Studies 2007;22:367–376.
[37] Statistik Austria. http://www.statistik.at/web_de/statistiken/bevoelkerung/haushalte_familien_lebensformen/haushalte/023298.html, Zugriff 28.1.2009.
[38] Dean M, Grunert K, Raats M, Nielsen N, Lumbers M. The impact of personal resources and their goal relevance on satisfaction with food-related life among the elderly. Appetite 2008;50:308–315.
[39] Hughes G, Bennett K, Hetherington M. Old and alone: barriers to healthy eating in older men living on their own. Appetite 2004;43:269–276.
[40] Kasper H, Wild M, Burghardt W Ernährungsmedizin und Diätetik. 2004, 10. Auflage, Urban & Fischer bei Elsevier.
[41] Morrot G, Brochet F, Dubourdieu D. The color of odors. Brain and Language 2001;79:309–320.
[42] Lehrner J, Gluck J, Laska M. Odor identification, consistency of label use, olfactory threshold and their relationships to odor memory over the human lifespan. Chemical Senses 1999;24:337–346.
[43] Koskinen S, Tuorila H. Performance on an odor detection and identification test as a predictor of ortho-and retronasal odor intensity ratings in the young and elderly. Food quality and preference 2005;16:383–392.

44 Koskinen S, Kälviäinen N, Tuorila H. Perception of chemosensory stimuli and related responses to flavored yogurts in the young and elderly. Food quality and preference 2003;14:623–635.
45 Kremer S, Bult J, Mojet J, Kroeze J. Compensation for age-associated chemosensory losses and its effect on the pleasantness of a custard dessert and a tomato drink. Appetite 2007;48:96–103.;
46 Hulshoff Pol H, Hijman R, Baare W, van Eekelen S, van Ree J. Odor discrimination and task duration in young and older adults. Chemical Senses 2000;25:461–464.
47 Choudhury E, Moberg P, Doty R. Influences of age and sex on a microencapsulated odor memory test. Chemical Senses 2003;28:799–805.
48 Koskinen S, Kälviäinen N, Tuorila H. Perception of chemosensory stimuli and related responses to flavored yogurts in the young and elderly. Food quality and preference 2003;14:623–635;
Mojet J, Christ-Hazelhof E, Heidema J. Taste perception with age: generic or specific losses in threshold sensitivity to the five basic tastes? Chemical Senses 2001;26:845–860.
49 Roininen K, Fillion L, Kilkast D, Lähteenmäki L. Perceived eating difficulties and preferences for varous textures of raw and cooked carrots in young and elderly subjects. 5th Pangborn Sensory Science Symposium. Boston, 2003.
50 Roininen K, Fillion L, Kilcast D, Lähteenmäki L. Exploring difficult textural properties of fruit and vegetables for the elderly in Finland and the United Kingdom. Food quality and preference 2004;15:517–530.
51 Griep M, Mets T, Massart D. Different effects of flavour amplification of nutrient dense foods on preference and consumption in young and elderly subjects. Food quality and preference 1997;8:151–156.
52 Koskinen S, Kälviäinen N, Tuorila H. Flavor enhancement as a tool for increasing pleasantness and intake of a snack product among the elderly. Appetite 2003;41:87–96.
53 Mathey M, Siebelink E, de Graaf C, Van Staveren W. Flavor enhancement of food improves dietary intake and nutritional status of elderly nursing home residents. Journals of Gerontology Series A: Biological and Medical Sciences 2001;56:200–205.
54 Kromeyer-Hauschild K, Wabitsch, M. & Kunze, D. Perzentile für den Body Mass Index für Kinder im Alter von 0 bis 18 Jahren. Monatszeitschrift Kinderheilkunde 2001;149:807–818.
55 WHO expert consultation. Appropriate body-mass index for Asian populations and its implications for policy and intervention strategies. The Lancet, 2004; 157–163.
56 Corish CA KN. Anthropometric measurements from a cross-sectional survey of Irish free-living elderly subjects with smoothed centile curves. Br J Nutr 2003;89:137–45.
57 Flodin L SS, Cederholm T. Body mass index as a predictor of 1 year mortality in geriatric patients. Clin Nutr 2000;19:121–5.
58 Volkert D BY, Berry E, Cederholm T, Coti Bertrand P, Milne A, Palmblad J, Schneider S, Sobotka L, Stanga Z, Lenzen-Grossimlinghaus R, Krys U, Pirlich M, Herbst B, Schutz T, Schrober W, Weinrebe W, Ockenga J, Lochs H. ESPEN Guidelines on Enteral Nutrition: Geriatrics. Clin Nutr 2006;25:330–60.
59 WHO. Obesity: preventing and managing the global epidemic. WHO Technical Report Genf Genf, 2000.
60 Chapman I. Nutritional disorders in the elderly. Med Clin North Am 2006;90:887–907.

[61] Dreyer HC VE. Role of protein and amino acids in the pathophysiology and treatment of sarcopenia. J Am Coll Nutr 2005;24:140S–145S.
[62] Deutsche Adipositas-Gesellschaft DD-G, Deutsche Gesellschaft für Ernährungsmedizin. Evidenzbasierte Leitlinie Prävention und Therapie von der Adipositas., 2007.
[63] Heyward VH WD. Applied Body Composition Assessment. 2nd ed: Human Kinetics, 2004.
[64] Elmadfa I MA. Body Composition, Changing Physiological Functions and Nutrient Requirements of Elderly. Annals of Nutrition and Metabolism 2008;52 (suppl1):2–5.
[65] World Cancer Research Fund (WCRF): Food, Nutrition, Physical Activity, and the Prevention of Cancer: a Global Perspective. Washington DC, 2007.
[66] WHO. Diet, Nutrition and the prevention of chronic diseases. WHO Technical Report Series. Genf, 2003.
[67] D-A-CH (Deutsche Gesellschaft für Ernährung, Österreichische Geselschaft für Ernährung, Schweizerische Gesellschaft für Ernährungsforschung. Schweizerische Vereinigung für Ernährung). Referenzwerte für die Nährstoffzufuhr. 3.Auflage ed. Frankfurt am Main: Umschau / Braus, 2008.
[68] Minoggio M. Was der Körper wirklich braucht – Über Nahrungsergänzungsmittel, Vitamine und Pseudoprodukte. Goldegg Verlag 2008.
[69] Keller U. Das metabolische Syndrom. In: Erbersdobler H, Wolfram, ed. Adipositas – eine Herausforderung für´s Leben? Stuttgart: Wissenschaftliche Verlagsgesellschaft mbH, 2005:73–83.
[70] NCEP. Third Report of the National Cholesterol Education Program NCEP) Expert Panel on Detection, Evaluation, and Treatment of High Blood Cholesterol in Adults (Adult Treatment Panel III). 2001.
[71] IDF. The IDF consensus worldwide definition of the metabolic syndrome. 2005.
[72] WHO. Definition, diagnosis Clasification of Diabetes Mellitus and its Complications. Part I. diagnosis and Classification of Diabetes Mellitus. Geneva, 1999.
[73] Levesque J LB. The Metabolic Syndrome: Definitions, Prevalence and Management. J Nutrigenet Nutrigenomics 2008;1:100–108.
[74] Hauner H. Die viszerale Adipositas. Dreh- und Angelpunkt des metabolischen Syndroms. Cardiovasc 2006;6:32–34.
[75] Josse Andrea R. JDJA, Kendall Cyril W.C. Nutritional Determinants of the Metabolic Syndrome. J Nutrigenet Nutrigenomics 2008;1:109–117.
[76] Gray J, Griffin B: Eggs and dietary cholesterol – dispelling the myth. Nutrition Bulletin 2009; 34: 66-70.
[77] Biesalski HK FP, Kasper H, Kluthe R, Pölert W, Puchstein Ch, Stähelin HB. Ernährungsmedizin. 3rd ed. Stuttgart: Thieme, 2004.
[78] Weber K. Osteoporose bei Männern, mit und ohne Prostatakarzinom. Journal für Urologie und Urogynäkologie 2008;15:9–11.
[79] Weichselbaum E, Dorner T. Österreichischer Osteoporosebericht. In: Altern mit Zukunft Ö, IOF, Initiative Lebensbasisknochen., ed., 2007.
[80] Luger A. Geschlechtsspezifische Aspekte des Knochenstoffwechsels und der Knochenmineraldichte. Journal für Mineralstoffwechsel 2008;15:171–173.
[81] Popp A, Lippuner K Osteoporoseprävention bei der Frau heute. Journal für Menopause 2005;12:14–21.
[82] Till S, Gussner G TOFU: Kochen & Genießen. NP Verlag 2003.
[83] Rapuri P, Gallagher J, Balhorn K, Ryschon K. Alcohol intake and bone metabolism in elderly women. American Journal of Clinical Nutrition 2000;72:1206.

84 Nackaerts O, Horner K, Jacobs R, et al. Is self-reported alcohol consumption associated with osteoporotic mandibular bone loss in women? European Journal of Oral Sciences 2009;117:7–12.
85 Budek A, Hoppe C, Michaelsen K, Bugel S, Molgaard C. Associations of total, dairy, and meat protein with markers for bone turnover in healthy, prepubertal boys. Journal of Nutrition 2007;137:930.
86 Obermayer-Pietsch B. Osteoporose und Laktoseintoleranz. Journal für Mineralstoffwechsel 2008;15:22.
87 Eser A, Vogelsang H. Osteoporose im Kontext gastroenterologischer Erkrankungen. Journal für Mineralstoffwechsel 2008;15:14.
88 Deutsche Gesellschaft für Ernährung. DGE-Beratungsstandards. Bonn, 2001.
89 Statistik Austria. http://www.statistik.at/web_de/statistiken/gesundheit/todesursachen/todesursachen_im_ueberblick/index.html. Zugriff am 2.6.2009
90 http://www.krebsgesellschaft.de/krebshaeufigkeit,11267.html.
91 World Cancer Research Fund, American Institute for Cancer Research. Zusammenfassung. Ernährung, körperliche Aktivität und Krebsprävention: Eine globale Perspektive. Washington DC, 2007.
92 Dämon S. Gesunder Grillgenuss? ernährung heute 2007:10.
93 Quillien J–F. Die Mykotoxine. Flair Flow Europe 4 (FFE 4), 2002.
94 Riess B. Wettrennen mit der Zeit – Alzheimer. Ernährung & Medizin 2008:44–46.
95 Schiffman S, Graham B, Sattely-Miller E, Zervakis J, Welsh-Bohmer K. Taste, smell and neuropsychological performance of individuals at familial risk for Alzheimer's disease. Neurobiology of aging 2002;23:397–404.
96 Djordjevic J, Jones-Gotman M, De Sousa K, Chertkow H. Olfaction in patients with mild cognitive impairment and Alzheimer's disease. Neurobiology of aging 2008;29:693–706.
97 Moberg P, Doty R, Mahr R, et al. Olfactory identification in elderly schizophrenia and Alzheimer's disease. Neurobiology of aging;18:163.
98 Burkert S, Haberland E, Gudziol H. Riech- und Schmeckstörungen, Nur eingeschränkt genießen. HNO-Nachrichten 2005;4:22–25.
99 Parkinson-Selbsthilfe-Österreich. http://www.schizophrenie.or.at/was-ist-schizophrenie/allgemeines-zur-schizophrenie/was-ist-schizophrenie-37.html, Zugriff 27.2.2009.
100 Winkler J. Update: Parkinson – Diagnose und Therapie. Bayerisches Ärzteblatt 2007:462–464.
101 Loetsch J, Reichmann H, Hummel T. Different odor tests contribute differently to the evaluation of olfactory loss. Chemical Senses 2008;33:17
102 GIVE. Infopaket Essstörungen. Alle Schulstufen. Wien: GIVE Servicestelle für Gesundheitsbildung, 2008.
103 Knecht M, Hüttenbrink K-B, Hummel T. Störungen des Riechens und Schmeckens. Schweiz Med Wochenschr 1999;129:1039–46.
104 Rapp E. Taste perception and preference – a risk indicator for coronary heart didease (CHD)? Pangborn Sensory Science Symposium. Minneapolis, 2007.
105 Elmadfa I FH, Nowak V, Hofstädter D, Hasenegger V, Ferge M, Fröhler M, Fritz K, Meyer AL, Putz P, Rust P, Grossgut R, Mischek D, Kiefer I, Schätzer M, Spanblöchl J, Sturtzel B, Wagner K-H, Zilberszac A, Vojir F, Plsek K. Österreichischer Ernährungsbericht 2008. Wien, 2009.
106 Deutsche Gesellschaft für Ernährung. Ernährungsbericht 2008. Bonn, 2008.
107 Eichholzer M C-FE, Matzke A, Amadó R, Ballmer PE, Beer M, Darioli R, Hasler K, Lüthy J, Moser U, Sieber R, Trabichet C. Fünfter Schweizer Ernährungsbericht. Bern: Bundesamt für Gesundheit, 2005.

108 D-A-C-H (Deutsche Gesellschaft für Ernährung ÖGfE, Schweizerische Gesellschaft für Ernährungsforschung. Schweizerische Vereinigung für Ernährung). Referenzwerte für die Nährstoffzufuhr. 3.Auflage ed. Frankfurt am Main: Umschau/Braus, 2008.
109 Aign W, Elmadfa I, Fritzsche D, Muskat E Die große GU Nährwert-Kalorien-Tabelle 2008/2009. Verlag Gräfe und Unzer. 2008
110 Watzl B, Leitzmann C: Bioaktive Substanzen in Lebensmitteln, 1999, 2. Auflage; Hippokrates, Stuttgart.
111 Sacks FM et al: Comparison of weight-loss diets with different compositions of fat, protein and carbohydrates. N Engl J Med 2009, 360: 859–73.
112 Foster GD et al: A randomized trial of a low carbohydrate diet for obesity. N Eng J Med 2003: 348: 2082–90.
113 Noakes M, Clifton PM et al: Plant sterol esterenriched milk and yoghurt effectively reduce serum cholesterol in modestly hypercholesterolemic subjects. Eur J Nutr. 2005, 44 (4): 214–22.
114 *Miserez A.R. Nutrigenomik und Nutrigenetik:* http://www.sge-ssn.ch/fileadmin/pdf/700-veranstaltungen_ausbildung/20-archiv_sge_veranstaltungen/20-5_CH_ernaehrungsbericht/Praesentation_Miserez.pdf (Zugriff im Mai 2009)
115 Konsument 2009/4: Zweifelhafter Balanceakt. Diät: Metabolic Balance
116 Widhalm K, Kreissl A. Metabolic Balance – eine wissenschaftliche Bewertung. Journal für Ernährungsmedizin 2008; 10 (4), 19–40.
117 Zellhofer N. Metabolic Balance-Programm: Schlagseite statt Balance für die Gleichgewichtsregulierung. Ernährung aktuell 2009, 1: 7–9
118 Kant A. Evening eating and subsequent long-term weight change in a national cohort. Int J Obes Relat Metab Disord 1997;21: 407–412;
119 Kant A. Evening eating and its relation to self-reported body weight and nutrient intake in women, CSFII 1985–86. J Am Coll Nutr 1995;14: 358–363.
120 De Castro JM. The time of day and the proportions of macronutrients eaten are related to total daily food intake. British Journal of Nutrition 2007; 98:1077–1083.
121 Keim N. Weight loss is greater with consumption of large morning meals and fat-free mass is preserved with large evening meals in woman on a controlled weight reduction regime. J Nutr 1997;127:75–82;
122 Thompson OM, Ballew C, Resnicow K, et al. Dietary pattern as a predictor of change in BMI z-score among girls. Int J Obes Relat Metab Disord 2005;30:176–182.
123 Willcox D. Craig WBJ, Todoriki Hidemi , Curb J. David, Suzuki Makoto Caloric restriction and human longevity: what can we learn from the Okinawans? Biogerontology 2006;7:173–177.
124 Erol A. JNK/FOXO may be key mechanistic pathway for the hormetic anti-aging. 2006;
125 Gredilla R, Barja G. Minireview: The Role of Oxidative Stress in Relation to Caloric Restriction and Longevity. Endocrinology 2005;146:3713–3717.
126 Witte AV, Fobker M, Gellner R, Knecht S, Floel A. Caloric restriction improves memory in elderly humans. PNAS 2009;106:1255–1260.
127 Heiling M. Schlau essen. ernährung heute 2006:8–9.
128 Vogiatzoglou A, Refsum H, Johnston C, et al. Vitamin B12 status and rate of brain volume loss in community-dwelling elderly. Neurology 2008;71:826.
129 Stähelin H. Veränderungen der kognitiven Leistungsfähigkeiten mit dem Alter und die Rolle der Ernährung für deren Erhalt. Immer länger – immer jünger. Einfluss von Ernährung und Lebensstil auf das Altern. Heidelberg: Institut Danone für Ernährung e.V., 2000:28–30.

130 O.V. Aktion „Trinkfit - mach mit!“ Ernähungs Umschau 2008:138.
131 Wilkinson L, Scholey A, Wesnes K. Chewing gum selectively improves aspects of memory in healthy volunteers. Appetite 2002;38:235–236.
132 Baker J, Bezance J, Zellaby E, Aggleton J. Chewing gum can produce context-dependent effects upon memory. Appetite 2004;43:207–210.
133 Hetherington M, Boyland E. Short-term effects of chewing gum on snack intake and appetite. Appetite 2007;48:397–401.
134 Tucha O, Mecklinger L, Maier K, Hammerl M, Lange K. Chewing gum differentially affects aspects of attention in healthy subjects. Appetite 2004;42:327.
135 Julis R, Mattes R. Influence of sweetened chewing gum on appetite, meal patterning and energy intake. Appetite 2007;48:167–175.
136 Sicard B. Die Alltagsdroge Koffein. Spektrum der Wissenschaft 2003.
137 Deutsche Gesellschaft für Ernährung. Ist Kaffee ein „Flüssigkeitsräuber“? www.dge.de/modules.php?name=News&file=article&sid=412. Zugriff: 2. 6. 2009.
138 Nurk E, Refsum H, Drevon C, et al. Intake of Flavonoid-Rich Wine, Tea, and Chocolate by Elderly Men and Women Is Associated with Better Cognitive Test Performance. Journal of Nutrition 2009;139:120.
139 Reiselhuber S, Mörixbauer A. Nahrungsergänzungsmittel und funktionelle Lebensmittel. In: AKNÖ, ed., 2007.
140 Ferreira SE, de Mello MT et al. Does an Energy Drink modify the effect of alcohol in a maximal effort test? Alcoholism: Clinical & Experimental Research 2004,28(9):1408–12.
141 Aberg M, Aberg N, Brisman J, Sundberg R, Winkvist A, Toren K. Fish intake of Swedish male adolescents is a predictor of cognitive performance. Acta Paediatrica 2009;98:555–560.
142 Nurk E, Drevon C, Refsum H, et al. Cognitive performance among the elderly and dietary fish intake: the Hordaland Health Study. American Journal of Clinical Nutrition 2007;86:1470.
143 van de Rest O, Geleijnse J, Kok F, et al. Effect of fish oil on cognitive performance in older subjects: A randomized, controlled trial. Neurology 2008;71:430.
144 Brunstrom J, Davison C, Mitchell G. Dietary restraint and cognitive performance in children. Appetite(Print) 2005;45:235–241.
145 Salthouse T. When does age-related cognitive decline begin? Neurobiology of aging 2009.
146 van Praag H. Exercise and brain: something to chew on. Trends Neurosci 2009, 32 (5): 283–90;
147 Brisswalter J, et al. Effects of acute physical exercise characteristics on cognitive performance. Sports Med. 2002, 32 (9): 555–66.
148 Rust P, Kandut R, Elmadfa I Sportlerdrinks – Bewertung der ernährungsphysiologischen Sinnhaftigkeit von speziellen Sportlerdrinks im Breitensport. AK-Bericht 2006.
149 Behl Ch und Hartl U. Molekulare Mechanismen des Alterns. Ernährung 2007, 1:79–85.
150 Hayflick L. The limited in vitro lifetime of human diploid cell strains. Exp. Cell Res 1965, 37: 64–636.
151 Harman D. Aging: A theory based on free radical and radiation chemistry. J Gerontol 1956, 2: 298–300.
152 Finkel T, Holbrook NJ. Oxidants, oxidative stress and the biology of ageing. Nature 2000, 408: 239–247.
153 Barja G. Free radicals and aging. Trends in Neurosciences 2004, 27:595-600.

Weitere Literatur

Thema: Reif und schön

Balz C: Alternde Haut. 2002. Zugriff Februar 2009 unter: http://www.derma.med.uni-erlangen.de/e1662/e1891/e1974/inhalt49/alternde_haut_ger.pdf.

Bemben MG, Lamont HS: Creatine supplementation and exercise performance: recent findings. Sports Med. 2005, 35 (2):107–25.

Biesalski HK: Die Antioxidantien-Meta-Analyse von Bjelakovic et al.: Kein Grund zur Neubewertung!. Zugriff im 05/2008 unter: http://www.preventnetwork.com/pn_naehrstoffe/stud_antiox_biesalski.html.

Bjelakovic G et al: Mortality in Randomized Trials of Antioxidant Supplements for Primary and Secondary Prevention. JAMA 2007, 297: 842–57.

Brass EP: Supplemental carnitine and excercise. Am J Clin Nutr 2000, 72 (Suppl.): 618S–23S.

Brass EP: Carnitine and sports medicine: use or abuse? Ann N Y Acad Sci. 2004, 1033: 67–78.

Buford TW, Kreider RB et al: International Society of Sports Nutrition position stand: creatine supplementation and exercise. Journal of the International Society of Sports Nutrition 2007, 4:6.

Burger K: „Vorsicht Joschka". Bild der Wissenschaft, 2006. Zugriff März 2009 unter: http://www.bild-der-wissenschaft.de/bdw/bdwlive/heftarchiv/index2.php?object_id=31354654.

Buscemi N, Vandermeer B et al: Efficacy and safety of exogenous melatonin for secondary sleep disorders and sleep disorders accompanying sleep restriction: meta-analysis. BMJ. 2006, 332 (7538): 385–93.

DGE (Deutsche Gesellschaft für Ernährung): Fatburner lassen Fettpolster schmelzen? Zugriff März 2009 unter: http://www.dge.de/modules.php?name=News&file=article&sid=229.

DGE (Deutsche Gesellschaft für Ernährung): Expedition Traumfigur – schlank mit Diäten? Zugriff März 2009 unter: http://www.dge.de/modules.php?name=News&file=article&sid=181.

DGE (Deutsche Gesellschaft für Ernährung): Das Geschäft mit den überflüssigen Pfunden. Zugriff März 2009 unter: http://www.dge.de/modules.php?name=News&file=article&sid=170.

DGE (Deutsche Gesellschaft für Ernährung): Rotweintabletten, Artischockendragees, Apfelessigkapseln und Co. – halten sie, was sie versprechen? DGE-special 2002. Zugriff 05/2008: http://www.dge.de/modules.php?name=News&file=article&sid=180.

DGE (Deutsche Gesellschaft für Ernährung): Substanzen zur Gewichtsreduktion. DGE Info 01/2008. Zugriff 06/2008: http://www.dge.de/modules.php?name=News&file=article&sid=797.

Esser K: Wie oft kann sich eine menschliche Zelle teilen, bevor die genetische Erbinformation „zu kurz" wird? Zugriff im Mai 2009 unter: http://www.wissenschaft-im-dialog.de/.

Forum Ernährung Heute: Weniger Übergewicht durch Chitosan? 2004. Zugriff 07/2008: http://www.forum-ernaehrung.at/cms/feh/dokument.html?ctx=CH0117&doc=CMS1145603139398.

Forum Ernährung Heute: Diäten: Dick im Geschäft. Zugriff im März 2009 unter: http://www.forum-ernaehrung.at/cms/feh/thema.html?ctx=CH0080.

Greenwald P et al: Clinical trials of vitamin and mineral supplements for cancer prevention. Am J Clin Nutr 2007, 85: 314S–7S.

Hathcock J: Dietary supplements: How they are used and regulated. J Nutr 2001, 131: 1114S–7S.
Hahn A, Wolters M, Hülsmann O: Nahrungsergänzungsmittel und ergänzende bilanzierte Diäten. Wissenschaftliche Verlagsgesellschaft mbH Stuttgart 2006.
Hereberg S: The history of ß-carotene and cancers: from observational to intervention studies. What lessons can be drawn for future research on polyphenols? Am J Clin Nutr 2005, 81: 218S–222S.
Huang HY et al: The efficacy and safety of multivitamin and mineral supplement use to prevent cancer and chronic disease in adults: a systematic review for a NIH State of-the-science conference. Ann Intern Med. 2006, 145: 372–85.
Kraemer WJ, Volek JS, Dunn-Lewis C: L-carnitine supplementation: influence upon physiological function. Curr Sports Med Rep. 2008; 7 (4): 218–23.
Luppa D: Beteiligung von L-Carnitin an der Regulation des Fett- und Kohlenhydratstoffwechsels. KCS 2004, 5 (1): 25–34.
Mhurchu CN, Dunshea-Mooij C et al: Effect of chitosan on weight loss in overweight and obese individuals: a systematic review of randomized controlled trials. Obes Rev. 2005, 6 (1): 35–42.
Mhurchu CN, Dunshea-Mooij C et al: Chitosan for overweight or obesity. Cochrane Database Syst Rev. 2005 (3): CD003892.
Minoggio M: Was der Körper wirklich braucht. Goldegg Verlag 2008.
Mörixbauer A: Der Glykämische Index: Evidenz und Konsequenz. Ernährung Heute, 2005.
Opala T, Rzymski P et al: Efficacy of 12 weeks supplementation of a botanical extract-based weight loss formula on body weight, body composition and blood chemistry in healthy, overweight subjects – a randomised double-blind placebo-controlled clinical trial. Eur J Med Res. 2006, 11 (8): 343–50.
Pietta PG, Minoggio M, Pietta AM: Vitamine e Fitocomposti per una salute ottimale. Cierre Edizioni, 2002, 351 Seiten.
Pittler MH, Ernst E: Dietary supplements for body-weight reduction: a systematic review. Am J Clin Nutr 2004, 79 (4): 529–36.
Saper RB, Eisenberg DM, Phillips RS: Common dietary supplements for weight loss. Am Fam Physician. 2004, 70 (9): 1731–8.
U.S National Library of Medicine and National Institutes of Health: Drugs and Supplements. Zugriff 05/2008: http://www.nlm.nih.gov/medlineplus/druginfo/natural/patient-bromelain.html.
Bundesinstitut für gesundheitlichen Verbraucherschutz und Veterinärmedizin: Einschätzung von Propolis und Gelée Royal. Stellungnahme des BgVV, September 2001. Zugriff 07/2008 unter U.S National Library of Medicine and National Institutes of Health: Drugs and Supplements. Zugriff 06/2008: http://www.nlm.nih.gov/medlineplus/druginfo/natural/patient-melatonin.html.
Villani RG, Gannon J, Self M, Rich PA: L-Carnitine supplementation combined with aerobic training does not promote weight loss in moderately obese women. Int J Sport Nutr Exerc Metab. 2000, 10 (2): 199–207.
Verbraucherzentrale Nordrhein Westfalen: Nahrungsergänzungsmittel – eine Produktübersicht von A–Z: Apfelessig. Zugriff 05/2008: http://www.vz-nrw.de/UNIQ121183921304113/link20334A.html.
Wächter S, Vogt M et al: Long-term administration of L-carnitine to humans: effect on skeletal muscle carnitine content and physical performance. Clin Chim Acta 2002, 318: 51–61.
Yetley EC: Multivitamin and multimineral dietary supplements: definitions, characterization, bioavailability, and drug interactions. Am J Clin Nutr 2007, 85 (Suppl.): 269S–76S.

Arts I, Hollmann P: Polyphenols and disease risk in epidemiologic studies. Am J Clin Nutr 2005, 81: 317S–325S.

Thema: Ernährungsempfehlungen und Sport

AGES: FAQs: trans-Fettsäuren. Zugriff im Mai 2009 unter http://www.ages.at/index.php?id=13217.

Bingham SA, et al. Dietary fibre in food and protection against colorectal cancer in the European Prospective Investigation into Cancer and Nutrition (EPIC): an observational study. *Lancet*. 2003; 361: 1496–501.

Brisswalter J et al: Effects of acute physical excercise characteristics on cognitive performance. Sports Med. 2002, 32 (9): 555–66.

DGE (Deutsche Gesellschaft für Ernährung), ÖGE (Österreichische Gesellschaft für Ernährung), SGE (Schweizerische Gesellschaft für Ernährungsforschung), SVE (Schweizerische Vereinigung für Ernährung) – D.A.C.H: Referenzwerte für die Nährstoffzufuhr. Umschau/Braus GmbH, Verlagsgesellschaft, Frankfurt a. M. (2008).

DGE (Deutsche Gesellschaft für Ernährung): Die dreidimensionale Lebensmittelpyramide. 2005. Zugriff Februar 2009 unter: http://www.dge.de/modules.php?name=News&file=article&sid=481.

DGE (Deutsche Gesellschaft für Ernährung): „5 am Tag“-Kampagne: Wissenschaftilche Begründung. 2001. Zugriff im März 2009 unter: http://www.dge.de/modules.php?name=News&file=article&sid=290.

DGE (Deutsche Gesellschaft für Ernährung): Obst und Gemüse: Gesundheitlicher Wert versus mögliches gesundheitliches Risiko. 2007. http://www.dge.de/modules.php?name=News&file=article&sid=789.

DGE (Deutsche Gesellschaft für Ernährung): Low carb – high fat? 2004. Zugriff im März 2009 unter: http://www.dge.de/modules.php?name=News&file=article&sid=401.

DGE (Deutsche Gesellschaft für Ernährung): Smoothies – Obst aus der Flasche. 2007. Zugriff im März 2009 unter: http://www.dge.de/modules.php?name=News&file=article&sid=764.

DGE (Deutsche Gesellschaft für Ernährung): Geeignete Getränke für Kinder. 2006. Zugriff im März 2009 unter: http://www.dge.de/modules.php?name=News&file=article&sid=783.

DGE (Deutsche Gesellschaft für Ernährung): Das passende Fett zum Braten und Frittieren. 2003. Zugriff im März 2009 unter: http://www.dge.de/modules.php?name=News&file=article&sid=334.

DGE (Deutsche Gesellschaft für Ernährung): trans-Fettsäuren. 2007. Zugriff im Mail 2009 unter: http://www.dge.de/modules.php?name=News&file=article&sid=709.

DGE (Deutsche Gesellschaft für Ernährung): Was Sie schon immer über Fette wissen wollten. 2007. Zugriff im Mai 2009 unter: http://www.dge.de/modules.php?name=News&file=article&sid=733.

DGE (Deutsche Gesellschaft für Ernährung): Trinkempfehlung im Breitensport. Zugriff im Mai 2009 unter: http://www.dge.de/modules.php?name=News&file=article&sid=280.

EFSA: Opinion of the Scientific Panel on Dietetic Products, Nutrition and Allergies on a request from the Commission related to the presence of trans fatty acids in foods and the effect on human health of the consumption of trans fatty acids. The EFSA Journal 2004, 81: 1–49.

EPIC-Newsletter: Zugriff im Mai 2009 unter http://www.krebsgesellschaft.de/download/epic-nl1_deutsch_final.pdf.
Flint A, Möller BK, Raben A: The use of glycaemic index tables to predict glycaemic index of composite breakfast meals. Br J Nutr 2004, 91: 979–89.
Forum Ernährung Heute: Tee: Ob grün oder schwarz bleibt Weltanschauung. 2001. Zugriff im Mai 2009 unter: http://www.forum-ernaehrung.at/cms/feh/dokument.html?ctx=CH0112&doc=CMS1145603320330.
Foster GD et al: A randomized trial of a low carbohydrate diet for obesity. N Eng J Med 2003: 348: 2082–90.
Frank M et al: Comparison of Weight-Loss Dietsa with different compositions of fat, protein and carbohydrates. N Eng J Med 2009, 360: 859–73.
Fussenegger D, Widhalm K: Welches Fett das Kraut fett macht: Rapsöl und andere. Ernährungsmedizin 2003, 5 (4): 31–35.
Grieß B: Low Carb versus Low Fat. Ernährungsmedizin 2008, 4.
Hare-Bruun H, Flint A, Heitmann BL: Glycemic index and glycemic load in relation to changes in body weight, body fat distribution, and body composition in adult Danes. Am J Clin Nutr. 2006, 84 (4): 871-9.
Hunter JE: Dietary trans fatty acids: Review of recent human studies and food industry responses. Lipids 2006, 41: 967–92.
Lehner P: Entwicklung der Gehalte an Trans-Fettsäuren in ausgewählten Produkten des österreichischen Marktes. Folgestudie der AK-Transfett-Studie 2005. 2007
Livesey G, Taylor R, Hulshof T, Howlett J.: Glycemic response and health – a systematic review and meta-analysis: the database, study characteristics, and macronutrient intakes. Am J Clin Nutr. 2008; 87(1): 223S–36S.
Mozaffarian D, Aro A, Willett WC: Health effects of trans-fatty acids: experimental and observational evidence. Eur J Clin Nutr. 2009, 63 (S2): S5–S21.
Mozaffarian D, Katan MB, Ascherio A, Stampfer MJ, Willett WC: Trans fatty acids and cardiovascular disease. N Engl J Med 2006, 354: 1601–1613.
Mörixbauer A: Der Glykämische Index: Evidenz und Konsequenz. Ernährung Heute, 2005.
National Research Council: Dietary Reference Intakes. National Academy of Sciences, Washington D.C. 2000–2004.
Noakes M et al: Effect on an energy-restricted, high protein, low fat diet relative to a conventional low-fat, high carbohydrate diet on weight loss, body composition, nutritional status, and markers of cardiovascular health in obese women. Am J Clin Nutr 2005, 81: 1298–306.
ÖGE (Österreichische Gesellschaft für Ernährung): Richtlinien für eine ausgewogene Ernährung. Zugriff Februar 2009 unter: http://www.oege.at/.
Österreichisches Lebensmittelbuch IV. Auflage, http://www.bmg.gv.at/cms/site/standard.html?channel=CH0832&doc=CMS1167207128242.
Sacks FM et al: Comparison of weight-loss diets with different compositions of fat, protein and carbohydrates. N Engl J Med 2009, 360: 859–73.
SGE (Schweizerische Gesellschaft für Ernährung): Empfehlungen zum gesunden und genussvollen Essen und Trinken für Erwachsene – Lebensmittelpyramide, Zugriff Februar 2009 unter: http://www.sge-ssn.ch/fileadmin/pdf/100-ernaehrungsthemen/10-gesundes_essen_trinken/Merkblatt_Lebensmittelpyramide.pdf.
Stehle P, Oberritter H, Büning-Fesel M, Heseker H: Grafische Umsetzung von Ernährungsberichtlinien – traditionelle und neue Ansätze. Ernährungs-Umschau 2005, 52 (4): 128–35.
Stern L et al: The effects of low-carbohydrates versus conventional weight loss diets in severely obese adults: one year follow up of a randomized trial. Ann Intern Med. 2004, 140(10): 778–85.

United States Departure of Agriculture: US-DA's Food Guide – Background and Development. Miscellaneous Publication 1993, Number 1514.
Van Duijnhoven FJ et at: Fruit, vegetables, and colorectal cancer risk: the European Prospective Investigation into Cancer and Nutrition. Am J Clin Nutr 2009, 89 (5): 1441–52.
van Praag H: Exercise and brain: something to chew on. Trends Neurosci 2009, 32 (5): 283–90.
Verordnung über Fruchtsäfte und einige gleichartige Erzeugnisse (Fruchtsaftverordnung), BGBl. II Nr. 83/2004 idgF.
Yancy WS Jr, Olsen MK, Guyton JR, Bakst RP, Westman EC: A low-carbohydrate, ketogenic diet versus a low-fat diet to treat obesity and hyperlipidemia: a randomized, controlled trial. Ann Intern Med. 2004, 140 (10): 769–77.
Wagner K.H, Plasser E, Proell C, Kanzler S (2008): Comprehensive studies on the trans fatty acid content of Austrian foods: Convenience products, fast food and fats. Food Chemistry 2008, 108: 1054–60.
Weiss W: 5 mal Obst und Gemüse am Tag – ein attraktives Modell für eine zukunftsweisende Prävention. Ernährung aktuell 2003.
WHO: Diet, Nutrition and Prevention of Chronic Diseases. 2003.

Weitere Links:

http://www.ernaehrung.de/tipps/obstipation/obsti13.php.
http://www.issgesund.at/gesundkochen/tipsundtricks/saisonalekuechestattkaltekueche.html.
http://www.waswiressen.de/gesund/3546_3556.php.
http://www.dr-moosburger.at/.

Thema: Nutrigenomik, Nutrigenetik, Metabolic Balance

Caulfield T: Nutrigenomics Patents an Commercialization: Old wine in a new bottle? Journal of Integrative Biology, 2008, 13 (1): 63–67.
Eichholzer M C-FE, Matzke A, Amadó R, Ballmer PE, Beer M, Darioli R, Hasler K, Lüthy J, Moser U, Sieber R, Trabichet C. Fünfter Schweizer Ernährungsbericht. Bern: Bundesamt für Gesundheit, 2005.
Forum Ernährung Heute: Phenylketonurie. Zugriff Im Mai 2009 unter: http://www.forum-ernaehrung.at/cms/feh/dokument.html?ctx=CH0105&doc=CMS1145603271765.
Gibney MJ et al: Metabolomics in human nutrition: opportunities and challenges. Am J Clin Nutr 2005, 82 (3): 497–503.
Godard B, Ozdemir V: Nutrigenomics and Personalized Diet: From Molecule to Intervention and Nutri-ethics. Journal of Integrative Biology, 2008, 12 (4): 227–28.
Konsument 2009/4: Zweifelhafter Balanceakt. Diät: Metabolic Balance
König J, Rudolph E: Nutrigenomics. Ernährung aktuell 2006, 2: 1–5.
Kussmann M, Fay LB: Nutrigenomics and Personalized Nutrition: Science and Concept. Personalized Medicine 2008, 5 (5): 447–455.
Miserez AR: Nutrigenomik and Nutrigenetik. Zugriff im Mai 2009 unter: http://www.sge-ssn.ch/fileadmin/pdf/700-veranstaltungen_ausbildung/20-archiv_sge_veranstaltungen/20-5_CH_ernaehrungsbericht/Praesentation_Miserez.pdf.

Rideout TC, Harding SV, Jones PJ, Fan MZ: Guar gum and similar soluble fibers in the regulation of cholesterol metabolism: current understandings and future research priorities. Vasc Health Risk Manag. 2008; 4(5): 1023–33.
Ronteltap A et al: Consumer acceptance of technology-based food innovations: lessons for the future of nutrigenomics. Appetite 2007, 49: 1–17.
Subbiah R: Understanding the Nutrigenomic Definitions and Concepts at the Food-Genome Junction. Journal of Integrative Biology, 2008, 12 (4): 229–35.
Verband der Ernährungswissenschafter Österreichs (VEÖ): Ernährungsberatung – mehr Sicherheit für die Konsumenten. 2002. http://www.forum-ernaehrung.at/cms/feh/dokument.html?ctx=CH0114&doc=CMS1145603268384.
Vergères G, Sagaya F: Nutrigenomik: Science oder Fiction? ALP-science 2007, Nr. 503. Zugriff im Mai 2009 unter: http://www.db-alp.admin.ch/de/publikationen/docs/pub_VergresG_2007_16398.pdf?PHPSESSID=fe88a211a8e2cb8681df8411dfbcdc1d.
Wahli W, Constantin N: Nutrigenomik, eine medizinische, soziale und ökonomische Herausforderung. Schweiz Med Forum 2009, 9 (12): 242–5.
Wahli W, Constantin N: Nutrigenomik, ein neuer Weg zur Gesundheit. Schweiz Med Forum 2009, 9 (11): 224–7.
Widhalm K, Kreissl A: Metabolic balance –Programm: eine wissenschaftliche Bewertung. Ernährungsmedizin 2008, 4: 26–7.
Widhalm K: Editorial zu Ernährungsmedizin 2008, 10 (4): 3.
Zellhofer N: „Metabolic Balance-Programm“: Schlagseite statt Balance für die Gleichgewichtsreguliertung. Ernährung aktuell 2009, 1: 7–9

Weitere Links:

http://www.metabolic-balance.de/
http://www.fitness.metabolic-balance.de/

Die Autoren

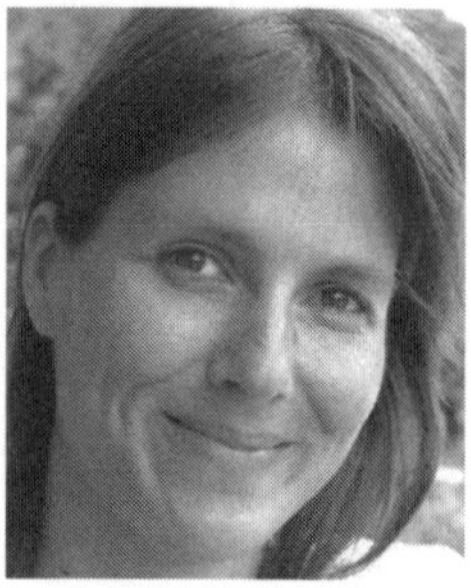

Dr.in Eva Derndorfer ist selbstständige Ernährungswissenschaftlerin in Wien. In jahrelanger Berufserfahrung im In-und Ausland hat sie sich im Bereich der Lebensmittel-Sensorik (=Analyse von Lebensmitteln mit den menschlichen Sinnen) und der Entwicklung von Geschmackspräferenzen von jung bis alt spezialisiert. Eva Derndorfer ist in der Beratung tätig, ist Vortragende im Fachhochschulsektor und Autorin von mehreren Büchern, Buchkapiteln und Fachartikeln.
http://members.chello.at/eva.derndorfer

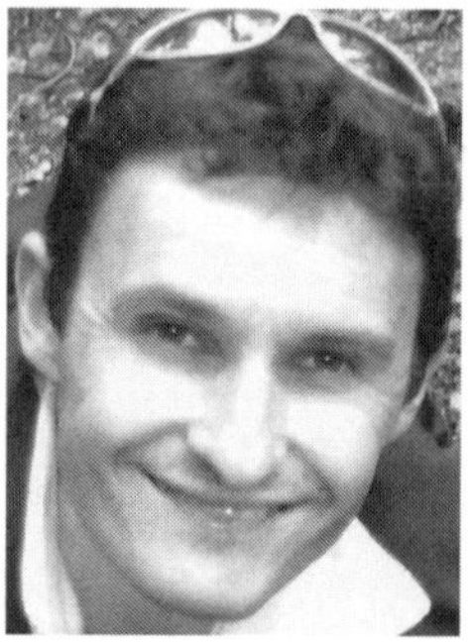

Mag. Markus Minoggio studierte Ernährungswissenschaften an der Universität Wien. Nach Forschungsaufenthalten in Mailand ist er derzeit in der Industrie tätig. Als aktiver Sportler gilt sein Interesse u.a. der Ernährung im Bereich des Sports und einer ausgeglichenen Lebensweise. Er ist Nordic Walking Instruktor und Autor von Fachbüchern und wissenschaftlichen Publikationen.
http://www.markus-minoggio.at

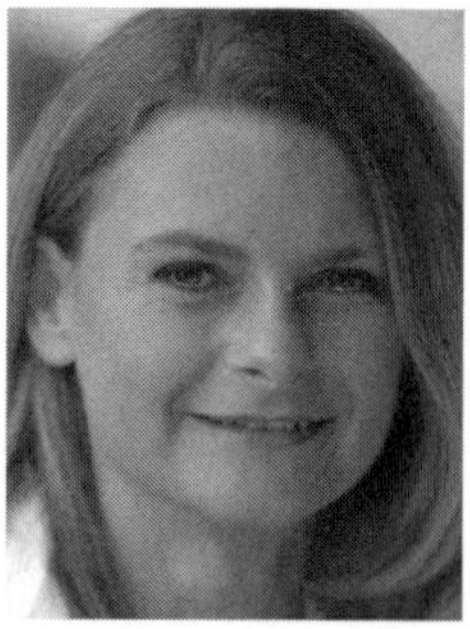

Dr.in Petra Rust ist Assistenzprofessorin am Institut für Ernährungswissenschaften der Universität Wien. Ihr beruflicher Schwerpunkt umfasst die Ernährung von spezifischen Personengruppen wie Schwangere, Stillende, Kinder und Senioren sowie die spezielle Diätetik. Sie ist Vizepräsidentin der Österreichischen Gesellschaft für Ernährung (ÖGE), Vorstandmitglied des Verbands für Ernährungswissenschaften Österreichs (VEÖ) und Treasurer der World Public Health Nutrition Association (WPHNA).

Stichwortverzeichnis

A

Abendessen 177
ACE-Präparate 80
Adipokine 94
Adipositas 15, 91
– bei Kindern 20
– im Jugendalter 21
Alkohol 65, 140, 186
Alkoholkonsum 104, 111
Alter 24, 40, 47, 178
ältere Menschen 47
Altern 63, 199
Altersflecken 67
Altersforscher 64
Altersweitsichtigkeit 68
Alterungsprozess 63, 68, 196, 202
Alzheimer 114
Aminosäuren 84
Ananas-Diät 74
Anthropometrie 57
Anti-Ageing 12, 78, 190
Anti-Ageing Effekt 177
Anti-Ageing-Mittel 83
Antioxidantien 65, 80
Apfel Diät 75
Apfeldiät 75
Apfelessig 83
Aromastoffe 41
Arteriosklerose 67, 95
Atkins-Diät 162
Attraktivität 63
Ausdauersportarten 192

B

Babyspeck 15
Bakterien 64
Ballaststoffe 90, 145
Bauchfett 55
Beruf 62
Betriebsküchen 24
Bewegung 106
Bierhefe 83
bioelektrische Impedanzanalyse 57
biologisches Alter 66
Birnentyp 55
Blutanalyse 170
Blutdruck 99
Blutdruck erhöhter 21
Blutfette 99
Blutfette erhöhte 21
Blutglucosespiegel 179
Blutharnsäurespiegel 91
Bluthochdruck 89, 91, 99
Blutzucker 160
Blutzuckerspiegel 17, 77, 179
Blutzuckerstoffwechsel 90
BMI siehe Body Mass Index 50
Body Mass Index 50
Brei 46
Brigitte Diät 69
Buben 25
Bulimie 117
Butter 155

C

Calcium 103
Caliper 57
Carnitin 84
Chemikalien 64
Chitosan 83
Cholesterin 95, 157
Cholesterinspiegel 70

Chromosomen 64
chronische Erkrankungen 22, 53
Crash-Diäten 69
Craving 23–24

D

Detektion 43
Deutschen Gesellschaft für Ernährung 29
Deutschland 12, 121, 126
Diabetes 89
Diabetes mellitus 21, 55, 90–91
Diagnose 91, 101
Diätdrinks 71
Diäten 68, 73
– Ananas Diät 74
– Ananas-Diät 74
– Apfel Diät 75
– Atkins 162
– Atkins-Diät 162
– Brigitte Diät 69
– Brigitte Diäten 69
– Crash Diät 69
– Formula Diäten 71, 74
– Haysche Trennkost 76
– Ketogene 171
– Mayo-Diät 75
– Mono Diäten 74
– Montignac Methode 77
– Weight Watchers 69
Dinner Cancelling 174
DNA 200
Dopamin 117
dreidimensionale Lebensmittelpyramide 132
Duft 41
Durchschnittsalter 66
Durchschnittswerte 129
Durstgefühl 139

E

Effekt der bloßen Darbietung 26, 33
Ei 98
Einschränkung 188
Einseitigkeit 71
Eiweiß 105
eiweißreiche Kost 75
eiweißreicher Ernährung 105
Elastizität der Haut 67
Empfehlungen
– lebensmittel-basiert 131
– nährstoffbasiert 130
Energiebedarf 58–59
Energiereserven 71
Energiespeicher 70
Energieverbrauch 11
Energiezufuhr 70
Energy drinks 186
Entspannung 190
Enzympräparate 83
Enzymsysteme 202
Erbgut 66
Erblindung 94
Erbrechen 117
ergrauen 67
erhöhte Blutfette 21
erhöhter Blutdruck 21
erhöhter Insulinspiegel 16
Erinnerungsvermögen 40
Erkenntnisse
– wissenschaftliche 12
Erkrankungen 11
– Bluthochdruck 89
– chronische 22
– Diabetes 89
– Krebs 89
– Metabolisches Syndrom 89
– Osteaoporose 89
– Übergewicht 89

Ernährung
– ungesunde 22
Ernährungsempfehlungen 12, 129, 132
Ernährungsexperten 73, 159, 173
Ernährungsgewohnheiten 23
Ernährungsgleichgewicht 170
Ernährungskreis 132
Ernährungs-Pyramiden 131
Ernährungsrichtlinien 132
Ernährungstrends 12
Ernährungsumstellung 72, 83
Ernährungsverbände 131
Ernährungsvorsorge 11
Ess-Brech-Sucht 117
Essstörung 117
Experiment 47

F

Falten 190
Familie 24
Fertigdrinks 74
Fett viszerales 91
Fette 125, 154
Fettleber 91
Fettsäuren 150
Fettstoffwechselstörungen 91, 95
Fettverbrennung 70
Fettverteilung 55
– android 55
– gynoid 55
Fisch 12, 188
Fischöl 28
Fitness 190
Flaschennahrung 19
Fleisch 111, 125, 152
Formula-Diäten 71, 74
Forschungsarbeit 174
Frauen 25, 102
freie Radikale 65, 79
Freizeitaktivitäten 62
Fruchtgetränke 141
Fruchtnektare 141
Frühstück 31
Functional Food 28

G

Geburtsgewicht 15
Gedächtnis 40
Gedächtnistest 44
Gehirn 178
Gehirnnahrung 12
Gemeinschaftsverpflegung 29, 37, 46
Gemüse 26, 28, 125, 136, 144
Gemüsesäfte 141
Gene 24
Genuss 28, 43
Gerüche 41, 49
Geruchsgedächtnis 42, 44, 115
Geruchsleistung 43
Geruchssinn 41, 68, 114
Geschlecht 24
Geschmack 44
Geschmacksempfinden 46
Geschmackspräferenzen 23
Geschmacksrichtungen 34, 41, 46
Geschmackssinn 44, 68
Geschmackstests 46
Geschmacksverstärker 48
Gestationsdiabetes 15
gestörte Glucosetoleranz 15, 91
Gesundenuntersuchung 99
Gesundheit 68, 89
Gesundheitsbewusstsein 27
Gesundheitsdefinitionen 27
Getränke 134–135

Gewichtsabnahme 72
Gewichtsschwankungen 69
Gewichtsverlust 70
Gewohnheiten 11
Gicht 91
Glucosetoleranz 15
Glykämischer Index 77, 159
Glykogen 70
Glyx 159
Grenzen des Alters 66
Grenzwerte 91
Grillen 111
Grundgeschmacksarten 44
Grundumsatz 58–59, 71
Gütesiegel 30

H

Haare 67
Haut 67
Haysche Trennkost 76
HDL 97
Health-Eating Pyramide 163
Heißhunger 23–24
Heißhungerattacken 117
Herkunft 148
Herz 99
Herzinfarkt 94, 99
Herz-Kreislauferkrankungen 21, 53, 89–90, 96, 117, 144
Hirnfunktion 187
Hormone 82
Hyperglykämie 17
Hyperinsulinämie 17

I

Idealgewicht 78
Identifikation 43
Immunsystem 64, 68
Impedanzanalyse 57
Infektionsanfälligkeit 68
Infrarot-Interaktanz 57
Inhaltsstoffe 28
Insulinresistenz 20, 93
Insulinresistenzsyndrom 90
Insulinspiegel erhöhter 16
Insulinspiegel, erhöhter 17
Intelligenz 189

J

Joghurt 28
JoJo-Effekt 68, 72
Jungbleiben 78
Junge 66

K

Kaffee 184
Kalkablagerungen 117
Kantinen 24
Kaugummi 183
Ketogene Diäten 171
Kinder 15
Kinderkrankheiten 66
Kindheit 23
Kleinkindalter 15
Knabbereien 136
Knochen 68
Knochendichte 102
Knochenfestigkeit 101
Knochengewebe 101
Knochenverlust 101
Kochsalz 99
Kohlenhydrate 70
Konzentration 187
Konzentrationsfähigkeit 180
Kopfschmerzen 72
Körperbetonte Bewegungsarten 194
Körperfett 53
Körperfettanteil 50
Körperfettwaagen 58

Körpergewicht 50, 53, 175
körperliche Bewegung 190
Körpermasse 53
Körperzusammensetzung 53
Kraftsport 194
krankhaftes Übergewicht 21–22
Krankheiten 89
– Alzheimer 114
– Bulimia nervosa 117
– Herz-Kreislauferkrankungen 117
– Metabolisches Syndrom 90
– Migräne 118
– Morbus Parkinson 116
– Schizophrenie 116
Krebs 53, 80, 89, 109, 113, 144
Krebsvorsorge 110
Krebszellen 201
Kreislauf 99
Kulturkreis 24

L

Laktoseintoleranz 107
LDL 97
Lebensabschnitt 26, 63
Lebenserwartung 66, 199
Lebensmittel 134
– eiweißreiche 162
– funktionelle 166
– Glykämischer Index 160
– pflanzlichen Ursprungs 135
– tierischen Ursprungs 137
– vorwiegend pflanzlichen Ursprungs 143
– vorwiegend tierischen Ursprungs 149
Lebensmittel-basierte Empfehlungen 131
Lebensmittelpyramide 106, 138, 162
– dreidimensionale 132
Lebensstil 106
Leber 70
Leistungsfähigkeit 187
Leistungsumsatz 59
Leptin 17, 20
Limonaden 141
Linolsäure 153
Low Carb 158
Low Fat 158
Low Glycemic 163
Ludwig 163

M

Mädchen 25, 66
Mahlzeiten regelmäßige 31
Männer 25
Margarine 28, 155
Mayo-Diät 75
medizinische Versorgung 66
Meeresfische 187
Melatonin 82, 175
Mere Exposure Effect 26
Messung der Körperzusammensetzung 57
MET, siehe metabolische Einheit 59
Metabolic Balance 170
metabolische Effekte 15
metabolische Einheit 59
Metabolisches Syndrom 20, 89–90
Migräne 118
Mikronährstoffe 180
Milch 125, 137
Milchprodukte 31, 105, 125, 137, 152
Milchzuckerunverträglichkeit 107
Mineralstoffe 12

Mittagessen 31
mixture suppression 46
Modetrend 15
Mono-Diäten 74
Montignac-Methode 77
Mortalitätsrisiko 52
Müdigkeit 71
Muskeln 68
Muskelstärke 55
Mustertage 211
Mutter 15
Mutterleib 15
Muttermilch 19

N

Nährstoff 181
nährstoff-basierte Empfehlungen 130
Nährstoffe 130
Nährstoffpulver 74
Nahrungsergänzungsmittel 80, 167
Natrium 71
Nebenwirkungen 72
Neophobie 23, 32, 34
Neugeborene 15
niedriges Geburtsgewicht 18
Nierenfunktion 18
Nierenversagen 94, 99
Nikotin 90
Normalgewicht 110
Nüsse 12, 28, 181
Nutrigenetik 165, 167
Nutrigenomik 165

O

Obst 28, 125, 136, 144
Öle 138, 154
Omega-3-Fettsäuren 182
Omega-6-Fettsäuren 182
Osteoporose 73, 89, 101
Österreich 12, 122, 124
oxidativer Stress 202
Oxidative-Stress-Theorie 202
Ozon 65

P

PAL siehe Physical Activty Level 61
Parkinson 114, 116
peak bone mass 102
Perzentilenkurven 51
Pflanzeninhaltsstoffe 145
pflanzliche Öle 138, 149
Phenylketonurie 168
Physical Activty Level 61
Prävention 92, 95, 97, 100
Pseudoprodukte 83
psychische Belastung 70
Pyruvat 83

R

Radikalfänger 65, 79
Rauchen 22
Raucherentwöhnung 25
regelmäßige Mahlzeiten 31
Regeln 29
riechen 40
Riechverlust 114
Risikofaktoren 15, 90–91

S

Salz 111
salzen 40
Sättigung 36
Sauerstoffradikale 64, 202
Schimmelpilz 113
Schizophrenie 114, 116
Schlaganfall 94, 99
Schlaganfallrisiko 156

Schlankheitskuren 68
schmecken 40
Schokolade 25, 187
Schönheitsideale 68
Schulkinder 31, 121
Schulungsprogramm 34
Schutzmechanismus 36
Schwangerschaft 15–16, 106
Schweiz 12, 127
Schwellen 115
Schwindel 72
Science 168
Sehsinn 40, 68
Selbstvorwürfe 70
Selbstwertgefühl 70
Senioren 52
Seniorenheime 48
sensorische Wahrnehmung 38, 40
sensorisches Gedächtnis 40
Sinne 114
Sinnesleistung 11, 47
Sinnesorgane 68
Sinnesschulung 34
Sinnesverlust 11
Sinneswahrnehmung 40
– veränderte 24
Sinneszellen 46
Skelett 101
Skelettmuskulatur 55
Smog 65
Smoothies 147
Sojaprodukte 162
Sonneneinstrahlung 67
sozialer Status 66
soziales Umfeld 39
Spargel 83
Speisefette 138, 149
Speiseöle 154
Spezifisch Sensorische Sättigung 36
Sterberate 52
Stilldauer 20
Stillen 19, 22
Stoffwechsel- oder Hungertheorie 202
Stoffwechselerkrankungen 168
Stoffwechselprogramm 170
Stoffwechselwerte 170
Streichfette 155
Stressabbau 191
Stresshormone 191
Studentenfutter 178
Studie 43
Studien 40, 176
Süßigkeiten 126, 136
Syndrom X 90

T

Tagesenergieumsatz 60
Tee 142, 184
Telomerase 200
Telomere 200
Telomertheorie 200
Theorie des Alterns 200
Tipps 211
Todesursache 11
Tofu 162
Trans-Fettsäuren 156
Traubenzucker 184
Triglyceride 98
Trinken 139
Trockenobst 181

U

Übelkeit 72
Übergewicht 15, 52–53, 69, 89, 91–92
Übergewicht krankhaftes 21
Übersäuerung 76

Umfeld soziales 39
Umstellungsphase 172
Ungesunde Ernährung 22
Untergewicht 52
Unterhautfettgewebe 55
Untersuchungen 33, 36, 200
Ursachen des Alterns 203
Ursprünge Erkrankungen 15
UV-Licht 64
UV-Strahlung 67

V

veränderte Sinneswahrnehmung 24
Veranlagung 67
Verbraucherschutzmagazin 171
Verkalkung 67
Versuch 48
viszerales Fett 91
Vitalität 68
Vitamine 12, 65, 79, 103, 124, 180
Vorlieben 47, 192
Vorsorge 109

W

Wachstum im Mutterleib 18
Wachstumshormone 176
Wahrnehmung 38, 40, 114
Waist-to-Hip-Ratio 56
Wasser 71, 182
Weight Watchers 69
Wellness 15
Werbeindustrie 48
WHO 61
Willett 163
Wissenschaftliche Erkenntnisse 12
Wohlbefinden 83
World Cancer Research Fund 61
Wundermittel 68
Wunschgewicht 188
Wurstwaren 152

Z

Zähne 38
Zahnhygiene 39
Zellen 64
Zellschädigung 65, 202
Zellteilung 200
Zigarettenrauch 64
Zinkmangel 49
Zinkversorgung 49
Zöliakie 107